Ejercicios en silla para personas de la tercera edad

Su plan de 28 días para mejorar su fuerza e independencia - Una guía ilustrada paso a paso con más de 80 ejercicios en posición sentada

Índice

Introducción

¿Busca mejorar su salud física y su bienestar con los ejercicios en silla? ¿Quiere ver cómo trabajan sus músculos mientras se relaja en una silla? ¿Es nuevo en los ejercicios en silla? ¿Busca ejercicios sencillos pero eficaces que pueda realizar? Si su respuesta es un sí rotundo o incluso un tal vez inseguro, ha elegido el libro adecuado.

¿Sabía usted? Los ejercicios en silla son fantásticos para mejorar su salud y su forma física sin forzar su cuerpo. Estos ejercicios se realizan sentado o sujetándose a una silla para apoyarse. Ofrecen una forma suave de aumentar la fuerza, la flexibilidad y el equilibrio. Para los adultos mayores que pueden tener problemas de movilidad o que encuentran desafiantes las rutinas de ejercicio tradicionales, los ejercicios en silla ofrecen una opción segura y accesible para mantenerse activos y conservar su bienestar general.

Los ejercicios en silla ofrecen un montón de beneficios. Ayudan a mejorar la movilidad de las articulaciones, lo que resulta especialmente beneficioso para las personas con artritis u otros problemas articulares relacionados con la edad. Los ejercicios en silla también ayudan a mejorar el equilibrio y la coordinación, reduciendo el riesgo de caídas, una preocupación común entre los adultos mayores. Estos ejercicios pueden ayudar a aliviar la rigidez, aumentar la circulación y promover una mejor postura, contribuyendo al confort físico general y a la confianza en las actividades cotidianas.

Este libro está específicamente diseñado para las personas mayores de todos los niveles de forma física, y ofrece una guía completa de ejercicios en silla fáciles de seguir y comprender. Pero, ¿qué diferencia a este libro de otros del mercado? Las instrucciones paso a paso de este manual se han diseñado pensando en las personas mayores, centrándose en la sencillez y la claridad para garantizar la máxima eficacia y seguridad. Está diseñado para mostrar a las personas mayores como usted cómo realizar estos ejercicios sentados de forma segura y eficaz con un plan completo trazado para 28 días. Tanto si es nuevo en el ejercicio como si busca mantener su fuerza e independencia a medida que envejece, este libro ofrece algo para todos. No son ejercicios cualquiera: están pensados para hacerle más fuerte y ayudarle a moverse mejor.

Una característica única de este libro es su énfasis en promover la independencia y la fuerza en las personas mayores. Los ejercicios incluidos se han seleccionado cuidadosamente para centrarse en grupos musculares clave y movimientos funcionales, ayudando a los adultos mayores a mantener su capacidad para realizar las actividades de la vida diaria con facilidad y confianza. Al incorporar estos ejercicios a su rutina, podrá mejorar su calidad de vida y disfrutar de una mayor libertad y movilidad a medida que envejece.

Con esta guía en sus manos, tendrá todo lo que necesita para embarcarse en un viaje hacia una mejor salud y vitalidad a través de los ejercicios en silla. ¿Está preparado para alcanzar todos sus objetivos de forma física y vivir la vida al máximo?

Capítulo 1: Primero los cimientos: Adoptando los ejercicios en silla

El ejercicio es vital para las personas de todas las edades. Cuando uno se hace mayor, va más allá de ponerse en forma y perder peso. La actividad física se convierte en una necesidad, ya que frena muchos problemas de salud relacionados con la edad. Las personas mayores pierden su independencia y empiezan a depender de otros para que les ayuden con sus necesidades básicas. Hacer ejercicio fortalece los músculos para que pueda realizar sus tareas cotidianas sin ayuda.

Sin embargo, las actividades físicas no resultan fáciles para todas las personas mayores. Algunos carecen de flexibilidad, mientras que otros sufren problemas de equilibrio y coordinación, lo que hace que hacer ejercicio sea todo un reto. Por suerte, los ejercicios en silla tienen en cuenta las limitaciones físicas de los adultos mayores. Pueden proporcionarle los mismos beneficios que los ejercicios normales y adaptarse a diferentes niveles de forma física y capacidades de movilidad.

Este capítulo presenta los ejercicios en silla, su importancia y cómo pueden abordar los problemas físicos relacionados con la edad.

¿Qué son los ejercicios en silla?

Los ejercicios en silla o sentados son formas alternativas de actividad física que puede realizar en una silla normal o en una silla de ruedas. Se dirigen a diferentes partes del cuerpo y fomentan la forma física. Estos ejercicios son adecuados para los adultos mayores y las personas con problemas de movilidad.

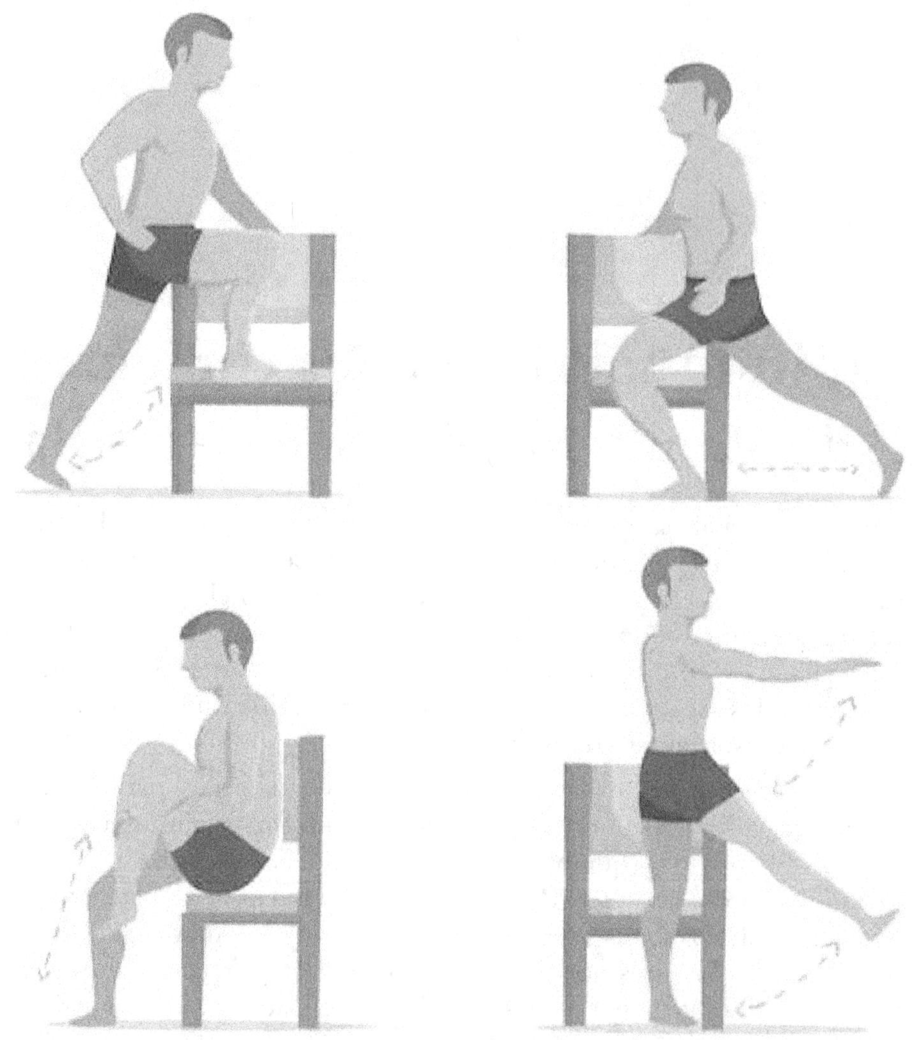

Los ejercicios en silla son formas alternativas de actividad física que puede realizar en una silla normal[1]

Hacer ejercicio es vital para la salud. Sin embargo, el envejecimiento y muchos problemas de salud dificultan la vida de los adultos mayores, y muchos luchan por llevar una vida normal e independiente.

Los ejercicios en silla pueden beneficiar a las personas que padecen una amplia gama de problemas de salud:

- Trastornos neurológicos
- Trastornos cognitivos
- Discapacidades físicas
- Lesiones medulares
- Demencia
- Alzheimer
- Enfermedad de Parkinson
- Accidente cerebrovascular
- Diabetes tipo 2
- Hipertensión arterial
- Osteoartritis

La importancia de los ejercicios en silla para las personas mayores

Aunque los ejercicios en silla pueden beneficiar a personas de todas las edades y condiciones de salud, son especialmente beneficiosos para los adultos mayores. Son entrenamientos eficaces que se dirigen a los músculos centrales, las piernas y los brazos sin necesidad de levantarse de la silla. Esto reduce el riesgo de caídas y lesiones en personas con problemas de movilidad y equilibrio.

Según un estudio de 2016 realizado por la Universidad de Manchester, los adultos mayores que practican regularmente ejercicios en silla muestran grandes mejoras en sus capacidades cognitivas y están notablemente de mejor humor. Según un estudio de 2020 realizado por la Universidad de Coimbra (Portugal), los ejercicios en silla tienen un gran impacto en la salud física de las mujeres mayores y reducen su riesgo de caídas.

En otro estudio realizado en 2020 por el Hospital de Rehabilitación de Kumamoto (Japón), los ejercicios en silla pueden mejorar la capacidad de deglución de las personas que se recuperan de un ictus. Estas personas también son capaces de volver a su vida normal y realizar sus actividades cotidianas con rapidez.

Desafíos físicos para las personas mayores

Los adultos mayores se enfrentan a muchos retos físicos con la edad. La mitad de estos problemas están asociados a la falta de actividad física.

Poca masa muscular

Las personas empiezan a perder masa muscular a los 30 años. Al cumplir los 60, habrán perdido más del 10%, y esto se acelerará entre los 65 y los

75 años. Las personas físicamente inactivas pierden más masa muscular que las que hacen ejercicio con regularidad. Esta pérdida reduce la movilidad y la fuerza muscular.

La pérdida de masa muscular afecta a su capacidad para realizar sus actividades y tareas cotidianas con facilidad y reduce su calidad de vida. Como consecuencia, puede perder su independencia y requerir cuidados a tiempo completo. También afecta al sistema esquelético de su cuerpo, responsable de la movilidad y de la protección de sus órganos. Esto aumenta el riesgo de fragilidad, caídas y fracturas.

Los síntomas de la pérdida de masa muscular incluyen pérdida de resistencia, debilidad, caminar despacio, disminución del tamaño muscular, desequilibrio, mayor riesgo de caídas, disminución de la resistencia física y dificultad para subir escaleras.

¿Cómo pueden ayudar los ejercicios en silla?

Los ejercicios en la silla trabajan para mejorar la fuerza de agarre de las manos y el rendimiento de la contracción (curl) de brazos, lo que puede desarrollar los músculos y aumentar la fuerza y la independencia.

Problemas de coordinación y equilibrio

El envejecimiento también afecta a la coordinación. Su sistema nervioso es el responsable de mantenerle coordinado para que pueda realizar fácilmente las actividades cotidianas sin caerse ni perder el equilibrio. Por ejemplo, podrá llevar su taza de café por la habitación sin que se le caiga.

Debido a la falta de dieta y al escaso ejercicio, los adultos mayores sufren accidentes isquémicos transitorios que suelen pasar desapercibidos, pero que pueden afectar a las partes del cerebro responsables de la coordinación.

El envejecimiento también afecta a su equilibrio debido a los cambios en la presión sanguínea, la mala circulación, las enfermedades neurológicas, los efectos secundarios de la medicación y los niveles bajos de azúcar y hierro en sangre.

Los síntomas de la falta de coordinación y equilibrio incluyen problemas para tragar, movimiento incontrolable de los ojos, cambios en el habla, inestabilidad, confusión, visión borrosa, desorientación y mareos.

¿Cómo pueden ayudar los ejercicios en silla?

Los ejercicios en silla se centran en la parte inferior de su cuerpo y mejoran su equilibrio. También fortalecen sus piernas, caderas y núcleo, reducen el riesgo de caídas y lesiones y mejoran su coordinación.

Los ejercicios regulares suelen implicar estar de pie y realizar ciertos movimientos que pueden resultar duros y arriesgados para las personas que sufren problemas de coordinación o movilidad. Por ejemplo, si no puede mantener el equilibrio, puede caerse y lesionarse mientras hace ejercicio en una cinta.

Con los ejercicios en silla, se practica en una silla, por lo que hay menos posibilidades de marearse o perder el equilibrio.

Falta de flexibilidad

Las personas se vuelven menos flexibles con la edad debido a la pérdida de elasticidad muscular, la rigidez de las articulaciones y la pérdida de agua en la columna vertebral y los tejidos. La falta de flexibilidad repercute en sus capacidades funcionales, provocando graves limitaciones en sus movimientos. Por ejemplo, puede que le cueste levantarse del suelo, por lo que evita ciertas actividades físicas. Esto puede afectar a su calidad de vida y provocar una mayor pérdida de flexibilidad.

¿Cómo pueden ayudar los ejercicios en silla?

Los ejercicios en silla suelen implicar estiramientos que fortalecen los muslos y las caderas, mejorando su movilidad y flexibilidad.

Los ejercicios en silla son eficaces para tratar muchos problemas físicos relacionados con la edad. Se distinguen de otros tipos de actividades físicas porque son seguros y accesibles.

A diferencia de muchos otros tipos de ejercicios que requieren equipamiento o ser socio de un gimnasio, usted sólo necesitará una silla. Por lo tanto, tiene la libertad de realizar estos ejercicios en su casa, al aire libre o en casa de un amigo o un familiar.

Los ejercicios sentados también son adaptables, por lo que pueden practicarlos personas de todas las edades y niveles de actividad.

Principios básicos de los ejercicios en silla

Los ejercicios en silla implican movimientos lentos y controlados, alineación de la postura y compromiso muscular. Son los principios básicos de este entrenamiento, y cada uno tiene sus beneficios y su impacto en el cuerpo.

Movimientos lentos y controlados

Uno de los conceptos erróneos más comunes es que sólo los ejercicios intensos que implican movimientos rápidos pueden ser eficaces. Esta es una de las razones por las que muchos adultos mayores no hacen ejercicio. Sin embargo, los movimientos lentos y controlados de los ejercicios en silla tienen muchos beneficios, como quemar calorías, aumentar la fuerza, protegerle de las lesiones y aumentar la masa muscular.

¿Ha observado alguna vez a alguien haciendo flexiones? Sus movimientos suelen ser rápidos y basados en el impulso. Sin embargo, si van más despacio, sus músculos harán todo el trabajo, empujándoles hacia arriba y bajándoles.

En otras palabras, la física hace todo el trabajo en lugar de los músculos. Ralentizar y controlar sus movimientos le obliga a aplicar toda su fuerza en cada movimiento, lo que le permite ejercitar sus músculos y fortalecerlos.

Del mismo modo, en los ejercicios de silla, ralentizar el ritmo tensa los músculos durante periodos más largos, lo que mejora la productividad y la resistencia.

Los movimientos lentos le permiten utilizar plenamente sus articulaciones, aumentando su fuerza y movilidad.

Los movimientos rápidos no le permiten concentrarse y mejorar sus técnicas, ya que se está moviendo rápido y no está prestando atención a los pequeños detalles. Cuando practique movimientos lentos y controlados, podrá detectar cualquier punto débil o problema en su rendimiento para poder solucionarlo.

Los ejercicios en silla también previenen las lesiones porque los movimientos lentos y controlados le mantienen centrado en su técnica, por lo que es menos probable que cometa errores y se haga daño.

Alineación postural

Una postura correcta consiste en sentarse o ponerse de pie de forma que los tobillos, las rodillas, las caderas, la columna vertebral, los hombros y la cabeza estén alineados entre sí, creando una alineación. Esto le protege contra la tensión muscular y las lesiones y le mantiene activo. Tener una postura ideal evita la cifosis (curvatura de la columna vertebral), que puede aumentar el riesgo de lesiones en la columna y fracturas óseas.

Su postura cambia con la edad. Puede que le cueste mantenerse erguido y que su columna empiece a curvarse, pareciéndose a la parte superior de un signo de interrogación, lo que la gente llama "joroba". Esto puede causar molestias leves a algunas personas, mientras que en otras puede provocar problemas de equilibrio, tensión en hombros, cuello y espalda, mayor riesgo de caídas, problemas respiratorios y pérdida de fuerza y flexibilidad, lo que repercute en su calidad de vida.

Los beneficios de la alineación postural son:

- Una buena postura mantiene sus órganos alineados y evita que aprieten los intestinos, el hígado y el estómago. Como resultado, su cuerpo no se sentirá comprimido, permitiendo que los alimentos y otros fluidos fluyan a través de él. Una mala postura puede impedir que el sistema gastrointestinal funcione correctamente, provocando la enfermedad por reflujo gastroesofágico y otras enfermedades estomacales.

- Una mala postura tensiona los músculos, causando graves molestias. Una postura correcta no aplica tensión a los músculos ni causa dolor.

- Una postura correcta mejora su equilibrio y reduce el riesgo de caídas, que son las principales causas de lesiones entre los adultos mayores. Cuando sea consciente de su postura, estará más equilibrado y será menos probable que se caiga y se lesione.

- La alineación evita las cabezas caídas y los hombros caídos, que añaden tensión a los músculos y provocan fuertes dolores de cabeza.

- Una mala postura puede causar artrosis (una enfermedad degenerativa de las articulaciones) y osteoporosis (una afección que debilita los huesos) debido a la tensión aplicada a los músculos, lo que conduce a la degeneración de la columna vertebral.

- Una postura correcta permite que la sangre fluya correctamente por todo el cuerpo, lo que previene la hipertensión y protege contra los derrames cerebrales, la obesidad, los infartos de miocardio y la diabetes.

- Cuando su columna vertebral está alineada, favorece la comunicación entre el cerebro y los neurotransmisores, mejorando su memoria y otras funciones cognitivas.

- Una postura correcta mejora la circulación sanguínea, permitiendo que el oxígeno fluya por el cuerpo y mejorando las percepciones y el estado de ánimo.

- Sentarse y mantenerse erguido puede aumentar su confianza y sus niveles de energía.

Uno de los primeros pasos en todo ejercicio de silla es sentarse en una postura adecuada. Si tiene la columna curvada, empezará a notar la diferencia con un entrenamiento regular. Sin embargo, cualquier tipo de mejora requiere tiempo y esfuerzo, así que sea paciente consigo mismo.

Activación muscular

La activación muscular implica contraer los músculos hasta que se vuelvan lo suficientemente rígidos como para sostener la pelvis y la columna vertebral. Este principio pretende proteger la columna vertebral y la pelvis del movimiento excesivo que se produce al caminar, agacharse o levantar a un niño.

La activación muscular crea estabilidad, fortalece su cuerpo y mejora su resistencia, lo que permite a las personas mayores ganar en independencia. Podrán llevar la compra, subir las escaleras, caminar y realizar las tareas cotidianas sin ayuda.

Activar los músculos fortalece las articulaciones, lo que mejora la estabilidad y reduce los síntomas de la artrosis. También mejora el equilibrio y le protege contra caídas y lesiones.

La densidad ósea disminuye con la edad, lo que aumenta el riesgo de fracturas y osteoporosis. Los ejercicios en silla que implican a los músculos fortalecen los huesos y mejoran su salud.

Otros beneficios de la activación muscular:

- Reconstrucción de tejidos musculares en adultos mayores.

- Impulsar la energía y aumentar el metabolismo.

- Reducir las grasas y favorecer la pérdida de peso.

- Reducción de la presión arterial.

- Aumentar los niveles de colesterol HDL (el bueno) y reducir el colesterol LDL (el malo).

- Acelerar la recuperación de las personas que sufren enfermedades cardiovasculares.

- Mejorar la sensibilidad a la insulina y ayudar a perder peso, reduciendo el riesgo de diabetes de tipo 2.

- Ayudar a las personas en silla de ruedas a recuperar sus capacidades físicas, su forma física y su fuerza para que puedan caminar y realizar las tareas cotidianas sin ayuda.

- Mejorar la salud mental reduciendo la tensión y la fatiga.

Los ejercicios en silla implican a los músculos, permitiéndole cosechar todos estos beneficios.

Ejercicios básicos

Probablemente se pregunte: "¿Cómo puedo realizar los ejercicios en silla?". Esta parte proporciona ejercicios básicos y sencillos para que se familiarice con el formato. En los próximos capítulos se le presentarán rutinas más complejas.

Debe estar sentado en posición erguida en todos estos ejercicios.

Elevación de los dedos del pie

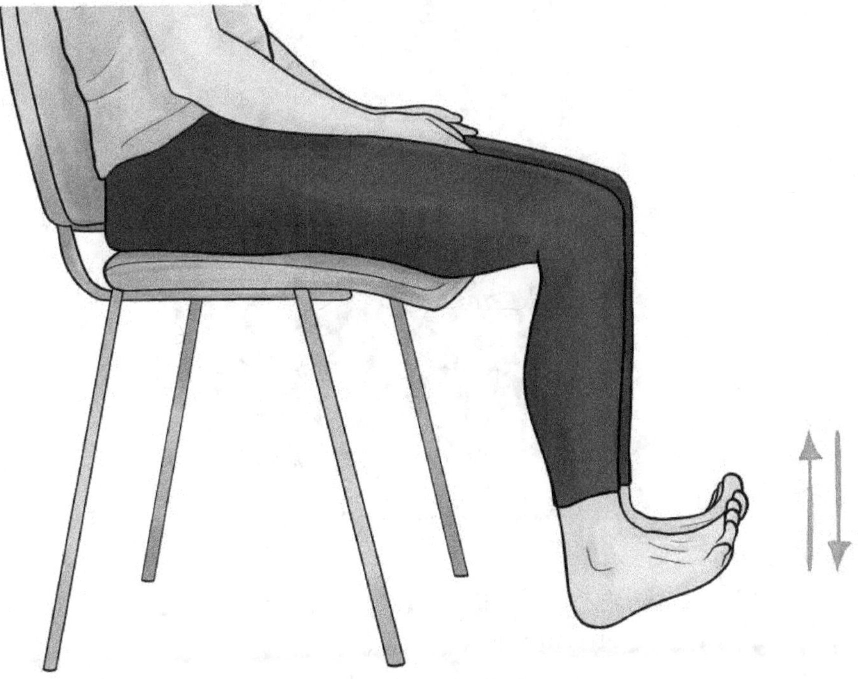

Elevación de los dedos del pie

1. Siéntese en posición erguida con las rodillas juntas y los pies en el suelo.

2. Con los talones en el suelo, levante lentamente los dedos de ambos pies.

3. A continuación, baje los dedos de los pies al suelo y levante los talones mientras aprieta suavemente los músculos de la pantorrilla.

4. Repítalo varias veces.

Press por encima de la cabeza

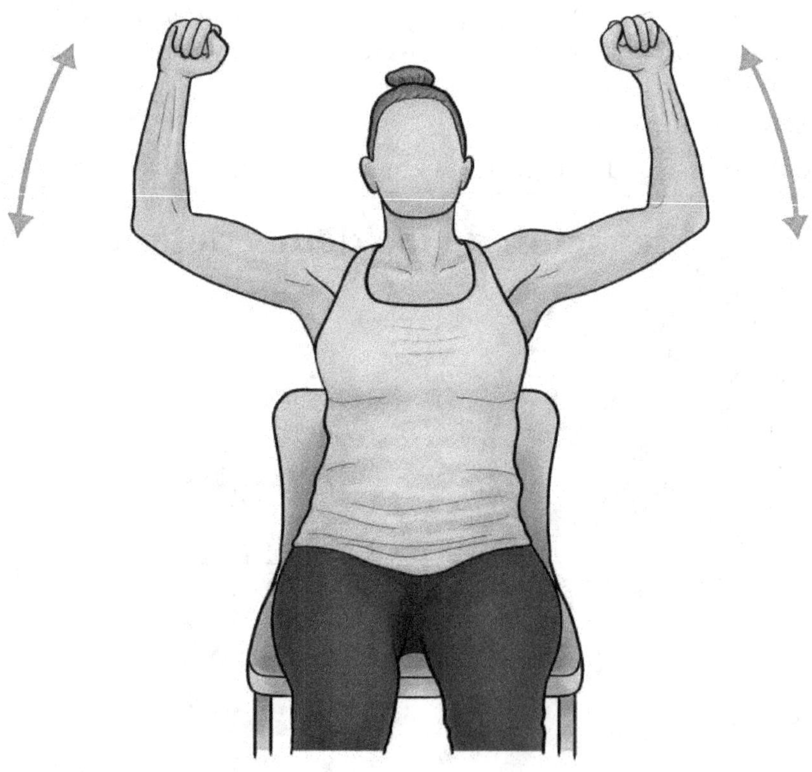

Press por encima de la cabeza

Instrucciones:

1. Doble los brazos hacia arriba de forma que las muñecas queden a la altura de los hombros.

2. Con un movimiento lento y controlado, levante el brazo derecho.

3. Repita el ejercicio varias veces.

Estiramiento del pecho

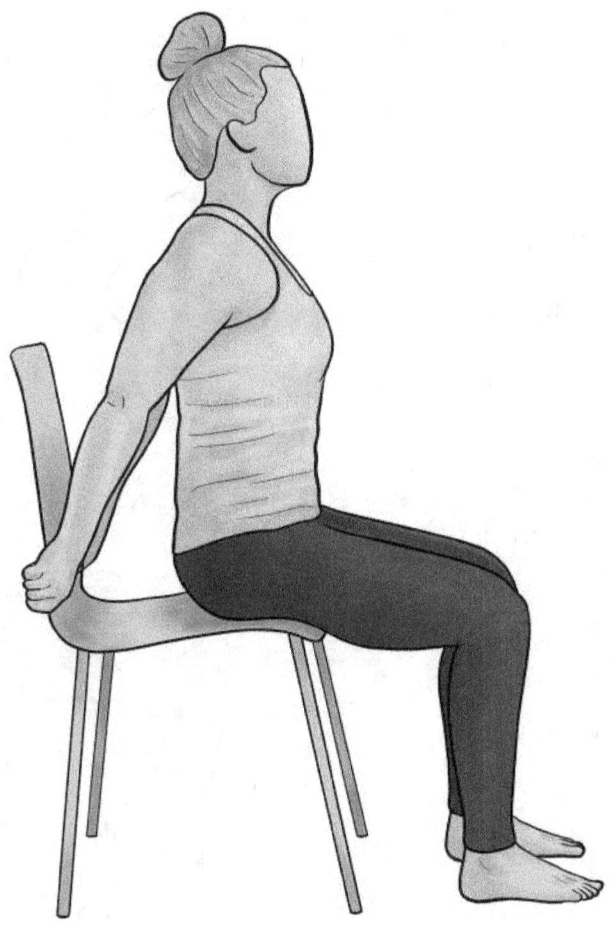

Estiramiento del pecho

Instrucciones:

1. Siéntese en posición erguida, pero mantenga la espalda ligeramente separada de la silla.
2. Tire del hombro hacia atrás y hacia abajo.
3. Extienda ambos brazos hacia los lados.
4. Empuje lentamente el pecho hacia delante hasta que sienta un estiramiento en el pecho.
5. Mantenga esta posición durante diez segundos.
6. Repita cinco veces.

Estiramiento lateral sentado

Instrucciones:

1. Sujétese fuerte al lado derecho de su silla con la mano derecha.

2. Extienda el brazo izquierdo por encima de la cabeza, haciendo una forma que se asemeje a la letra "C".

3. Desplace la parte superior del torso hacia la derecha.

4. Mantenga esta posición durante 20 segundos.

5. Cambie de lado y repita varias veces.

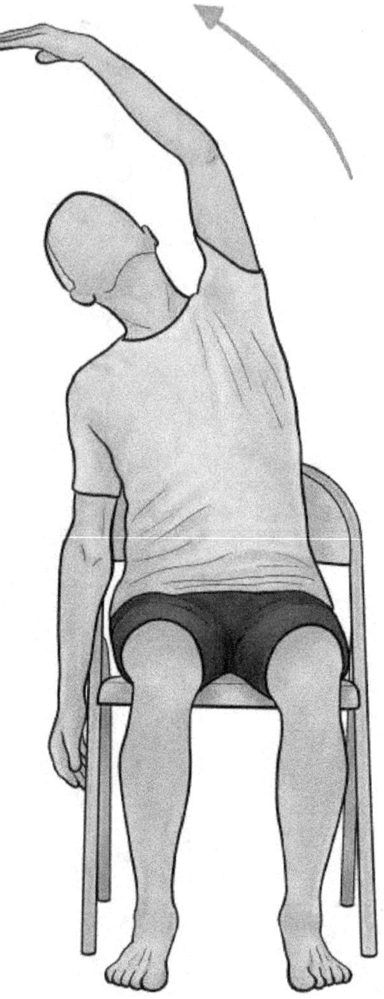

Estiramiento lateral sentado

Curl de bíceps

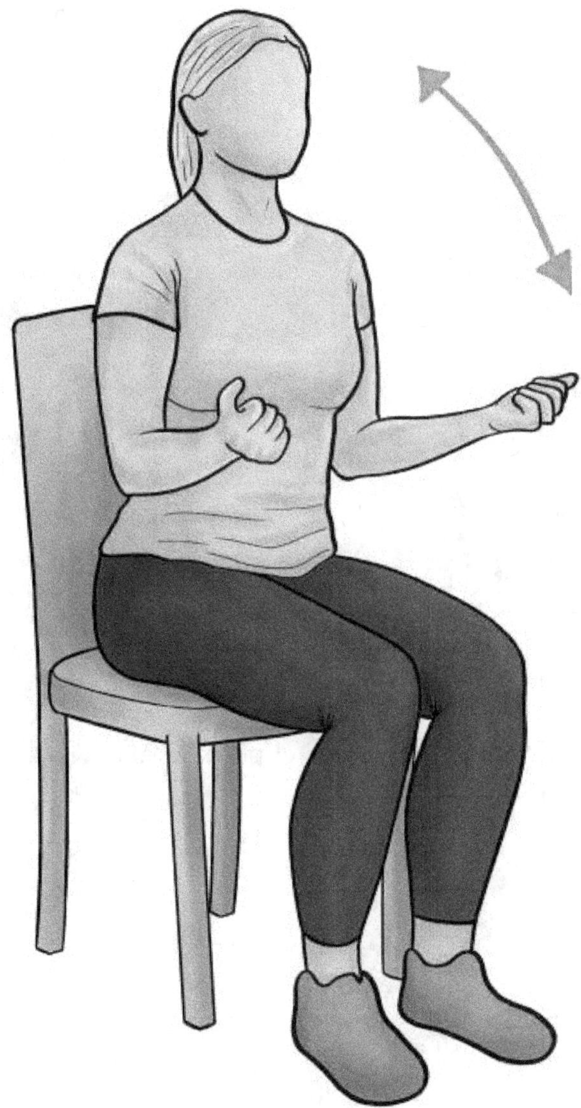

Curl de bíceps

Instrucciones:

1. Levante ambos brazos en un ángulo de 90 grados.

2. Suba y baje los antebrazos.

3. Repítalo varias veces.

De sentado a de pie

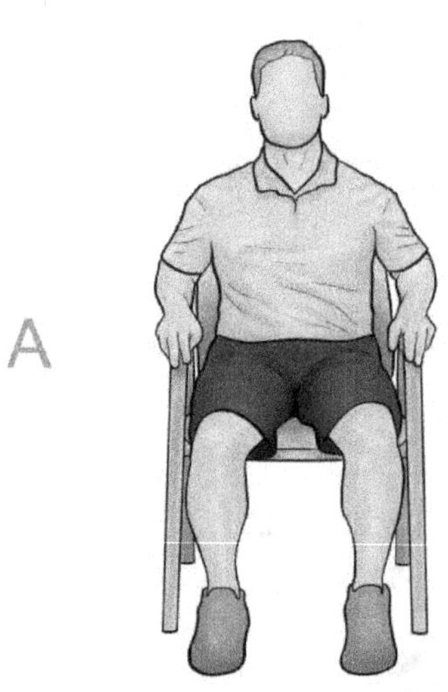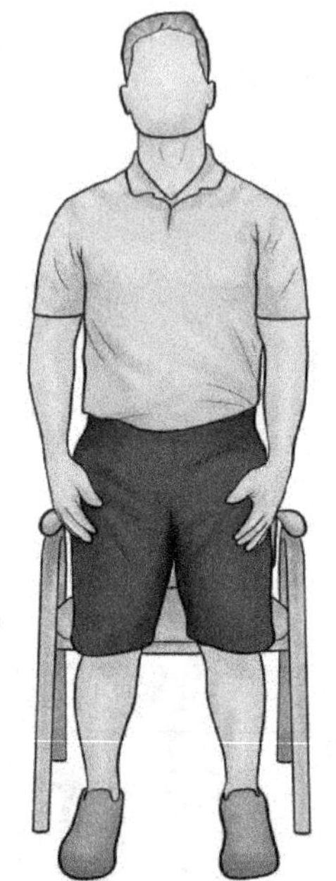

De sentado a de pie

Instrucciones:

1. Siéntese y levántese utilizando el peso de su cuerpo.
2. Repítalo varias veces.

Flexiones de mentón

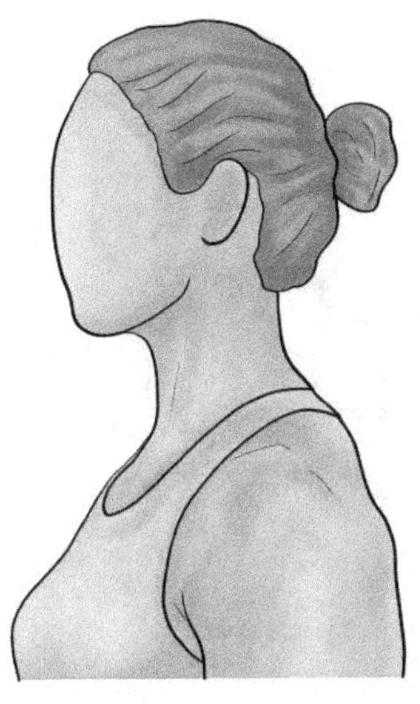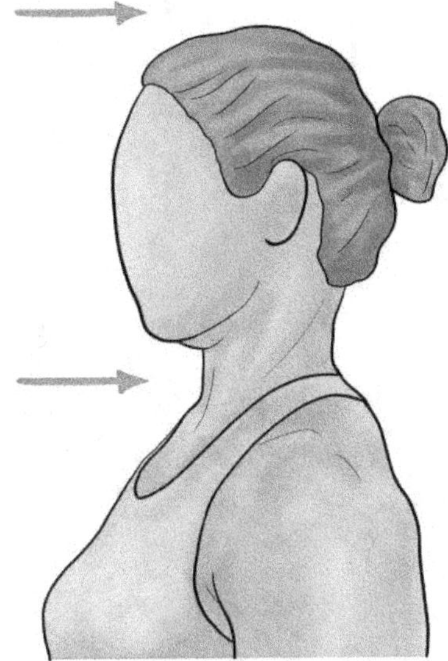

Flexiones de mentón

Instrucciones:

1. Mire al frente.
2. Tire de la barbilla hacia el pecho.
3. Mantenga esta posición durante cinco segundos.
4. Suelte y repita.

Rotaciones del tobillo

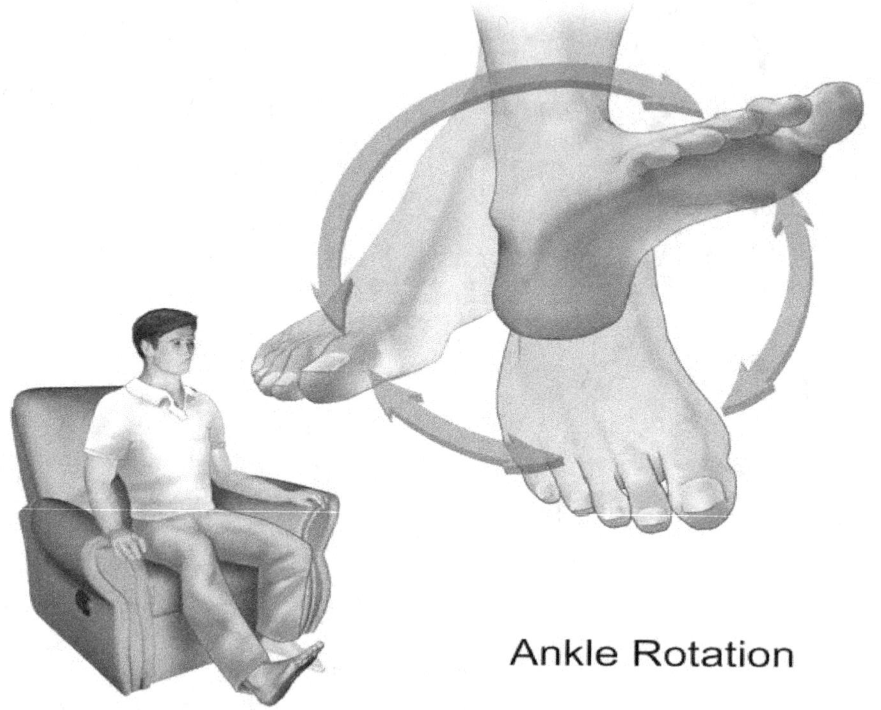

Rotación del tobillo[2]

Instrucciones:

1. Coloque el tobillo del pie derecho sobre la rodilla izquierda.
2. Gire el tobillo en círculos diez veces en el sentido de las agujas del reloj y diez veces en sentido contrario.
3. Apunte con los dedos de los pies hacia fuera para estirarse.
4. Repita con el tobillo izquierdo.

Pedaleo en posición sentada

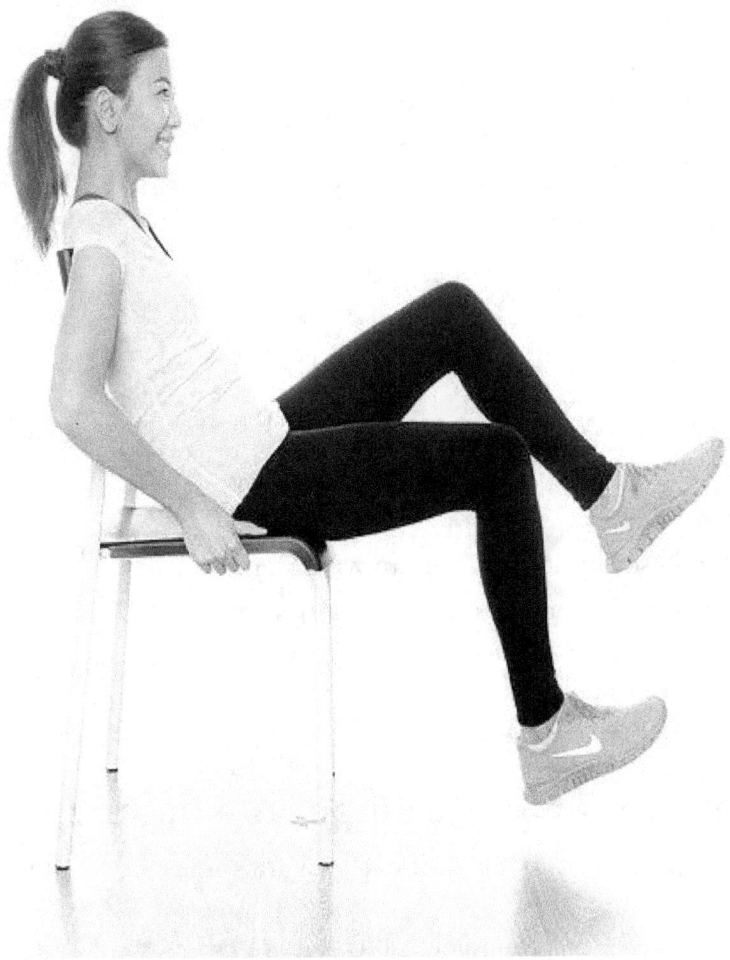

Pedaleo en posición sentada[8]

Instrucciones:

1. Levante los pies como si estuviera pedaleando.
2. Pedalee de 10 a 20 minutos.

Círculos con los hombros

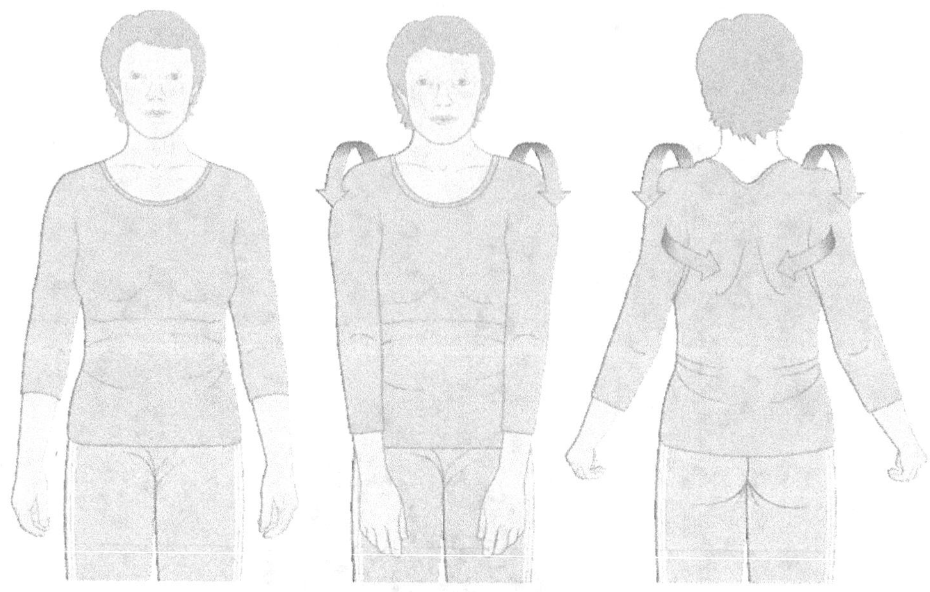

Círculos con los hombros[4]

Instrucciones:

1. Siéntese con los dos pies apoyados en el suelo.
2. Encoja los hombros hacia las orejas.
3. Gire lenta y suavemente los hombros en posición circular unas cuantas veces.
4. Repítalo diez veces.

Consejos antes de empezar a hacer ejercicio

- Consulte a un profesional sanitario antes de empezar a hacer ejercicio.
- Elija una silla estable y sólida.
- Evite las sillas con ruedas.
- Evite las sillas con brazos a menos que el ejercicio requiera que utilice una.
- Coloque su silla contra la pared para aumentar su estabilidad.
- Siéntese en posición erguida con las rodillas dobladas en ángulo recto y los pies apoyados en el suelo en todos los ejercicios, a

menos que se le indique lo contrario.

- Mantenga una botella de agua a su lado.

- Lleve ropa cómoda y holgada.

- Comience con ejercicios sencillos y aumente gradualmente la intensidad.

- Aumente las repeticiones cuando su cuerpo se adapte a la rutina de ejercicios.

- Si un ejercicio le hace sentir incómodo, deténgase de inmediato y busque otro.

- Tómese descansos y escuche a su cuerpo.

- No se esfuerce demasiado.

Beneficios de los ejercicios en silla

Los ejercicios en silla pueden tener un gran impacto en su salud física y mental. Tras iniciar una rutina de ejercicios, sentirá su impacto en todos los ámbitos de su vida.

Reduce el dolor

Los ejercicios en silla mejoran la movilidad, lo que reduce el dolor. Las actividades físicas liberan endorfinas, que son analgésicos naturales. Reducen la inflamación y aumentan la lubricación de las articulaciones, mejorando el movimiento y reduciendo el dolor. Estos ejercicios también fortalecen su núcleo, aliviando la tensión y el desgaste muscular y protegiendo su espalda y hombros de la presión y el dolor.

Amigable con las caderas y las rodillas

Los adultos mayores que sufren dolores de cadera y rodilla pueden practicar fácilmente las rutinas de la silla porque no ejercen presión sobre las articulaciones ni implican levantar pesos. Estos ejercicios no provocan dolor ni lesiones, por lo que son ideales para los ciudadanos de más edad.

Ideal para personas con problemas de equilibrio y vértigo

Si sufre de presión arterial baja, vértigo o cualquier problema relacionado con el equilibrio, puede realizar fácilmente ejercicios en la silla sin preocuparse de perder el equilibrio y caerse.

Sin rutina coreografiada

Los adultos mayores con problemas de coordinación no prefieren las rutinas coreografiadas porque les cuesta memorizar los pasos. También les resulta difícil moverse por la sala. Con los ejercicios en silla, los participantes pueden sentirse cómodos practicando en el mismo sitio sin preocuparse de la coordinación y de mover los brazos y las piernas de un lado a otro.

Adecuado para personas con problemas de vista y oído

Las rutinas en silla son seguras para las personas con problemas auditivos y visuales. A diferencia de las carreras, las caminatas o los ejercicios que implican equipos, el entrenamiento sentado les protege de accidentes y lesiones. Además, los movimientos son sencillos, por lo que las personas con problemas de audición podrán entender al instructor con sólo observarlos.

Son fáciles

A algunas personas no les gusta la actividad física y prefieren sentarse en el sofá y ver la televisión. Con las rutinas en la silla, incluso las personas menos activas pueden hacer ejercicio. No necesita levantarse del sillón ni apagar la televisión. Puede alcanzar el sueño de hacer ejercicio mientras está sentado.

Versatilidad

Los ejercicios en silla son versátiles y puede personalizarlos según sus necesidades. Cambie la frecuencia, la intensidad y la duración para adaptarlos a sus preferencias, necesidades y niveles de actividad. Hay varios ejercicios para elegir que se dirigen a todas las zonas del cuerpo, como el cuello, el núcleo, la espalda, las piernas, los brazos y el pecho. También puede realizar estos ejercicios con pilates, yoga o cualquier otra actividad física.

Sociable y divertido

Los ejercicios en silla pueden ser divertidos y puede combinarlos con cualquiera de sus aficiones favoritas. Puede practicar mientras escucha música, habla por teléfono o ve la televisión. Puede hacer de estos ejercicios una experiencia sociable invitando a sus amigos a practicar juntos o uniéndose a un grupo de ejercicio en su vecindario.

Disponga las sillas en círculo para que todos los participantes estén frente a frente y puedan ponerse al día, charlar y divertirse. A diferencia de otros ejercicios, no es perjudicial entablar conversación o realizar otras actividades porque no hay riesgo de tropezar y caerse.

Aumentan su autoestima

Muchos de los efectos secundarios del envejecimiento, como el riesgo de caídas y la pérdida de independencia, pueden afectar a su autoestima. Los ejercicios en silla le ayudan a llevar una vida normal, lo que puede aumentar su confianza.

Las rutinas en silla son para todos. Independientemente de su edad, sexo o nivel de actividad física, puede practicar estos ejercicios. Son fáciles y divertidos, tienen muchos beneficios para la salud e incluyen una gran variedad de técnicas, por lo que puede cambiar de rutina siempre que se aburra.

No se rinda si no nota mejoría enseguida. Está adoptando un nuevo estilo de vida para su salud y bienestar. Incluso si no empieza a ser flexible o más independiente en los primeros meses, no pasa nada. Usted sigue mejorando otras áreas de su vida y volviéndose más activo.

Si siente dolor mientras hace ejercicio, pare inmediatamente. Su cuerpo le está diciendo que reduzca la velocidad y se tome un descanso.

Descubrirá más ejercicios en este libro que se dirigen a cada parte de su cuerpo y atienden a sus diferentes necesidades físicas. También encontrará técnicas de atención plena para conectar su cuerpo y su mente.

Hacer ejercicio no es suficiente sin una hidratación y nutrición adecuadas. También encontrará consejos sobre cómo preparar comidas equilibradas para llevar un estilo de vida saludable.

Ahora que ha aprendido sobre los ejercicios en silla y se ha familiarizado con su formato y rutina, está listo para comenzar su plan de ejercicios. Diríjase al siguiente capítulo para conocer un programa de ejercicios de 28 días que aumentará su fuerza e independencia.

Capítulo 2: 28 días para una mayor fortaleza: Rutinas diarias

Hacer ejercicio no es un pasatiempo que practica en su tiempo libre. Es una necesidad y debe tratarlo como una prioridad. Hoy en día, la vida es agitada y acelerada. Ya sean adultos jóvenes o mayores, no sienten que tengan tiempo para cuidarse. Sin embargo, nada es más importante que su bienestar. Saque tiempo para practicar ejercicios de silla a diario, aunque sólo sean unos minutos.

Este capítulo le proporciona un plan de 28 días que introduce un nuevo ejercicio en silla cada día para mejorar su independencia y su fuerza.

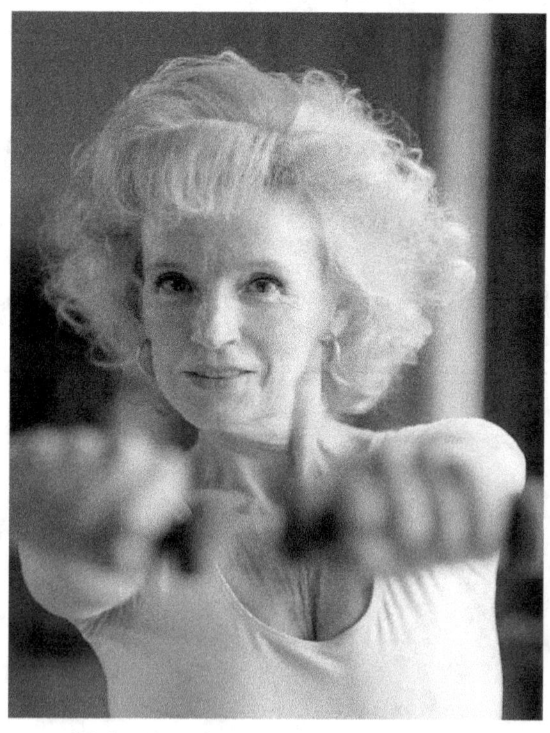

Nada es más importante que su bienestar[5]

La importancia del ejercicio regular

Sólo podrá cosechar los beneficios de los ejercicios en silla cuando los practique unos días a la semana. El ejercicio regular le ayuda a controlar su peso, mejorar su estado de ánimo, aumentar su energía, mejorar su memoria, reducir el dolor y favorecer la relajación y un mejor sueño. También reduce el riesgo de padecer muchas afecciones físicas y mentales graves como cáncer, diabetes de tipo 2, enfermedades cardiovasculares, hipertensión, colesterol LDL, derrames cerebrales, caídas, artritis, hipertensión, ansiedad y depresión.

El ejercicio regular también tiene un gran impacto en sus músculos, movilidad y confianza.

Ejercicios regulares y desarrollo muscular

Hacer ejercicio tres o cuatro veces por semana puede ayudarle a aumentar su fuerza. Después de hacer ejercicio, sus fibras musculares se dañan, razón por la que se siente dolorido. Su cuerpo repara o sustituye estas fibras, aumentando la masa muscular. Aunque este proceso ocurre durante su tiempo de descanso, no puede suceder sin actividad física.

Las palabras "daño muscular" no deben preocuparle ni asustarle. Es un paso necesario para desarrollar fuerza. Durante el ejercicio, usted aplica tensión a su cuerpo añadiendo pesos o cambiando constantemente su rutina para desafiarse a sí mismo, forzar más sus músculos y dañar más fibras.

Pasar una semana sin actividad física puede disminuir la fuerza muscular y la masa muscular, y perderá los efectos del ejercicio en su cuerpo. Esto no significa que deba hacer ejercicio todos los días. Su cuerpo sigue necesitando descansar. Intente no pasar más de tres días sin ninguna actividad física.

Ejercicios regulares y movilidad

Nada tiene mayor impacto en su movilidad e independencia que las actividades físicas. Fortalecen sus huesos y músculos y mejoran las funciones articulares. El ejercicio regular mejora su equilibrio y su fuerza y reduce el riesgo de caídas. Esto le ayuda a realizar sus actividades diarias con facilidad.

La falta de ejercicio afecta a su fuerza y reduce su movilidad. La inactividad física puede aumentar el riesgo de discapacidad en los adultos mayores.

Aumenta su confianza en sí mismo

Hacer ejercicio reduce el riesgo de caídas, aumenta su independencia y refuerza su autoestima, lo que le hace sentirse cómodo en situaciones sociales. Cuando pueda moverse sin preocuparse por las caídas y realizar las tareas cotidianas sin ayuda, se sentirá bien consigo mismo y con su vida.

El ejercicio regular mejora su bienestar y su salud. También fomenta la socialización, lo que mejora su estado de ánimo. Estos factores contribuyen a aumentar su confianza. Una autoestima alta y una actitud positiva animan a los adultos mayores a seguir haciendo ejercicio y llevando un estilo de vida saludable.

Las actividades físicas refuerzan su autoestima de varias maneras.

Aumenta su energía

Su energía disminuye con la edad, lo que afecta a su estado de ánimo y provoca una fatiga constante. Puede ser difícil empezar a hacer ejercicio cuando está cansado, pero cuando lo hace, puede aumentar su energía.

Unos altos niveles de energía aumentarán su confianza en sí mismo porque estará activo y será capaz de atender sus necesidades. Cuanto más ejercicio haga, más energía tendrá y mayor será su autoestima.

Le pone en forma

Cuando tiene buen aspecto, se siente bien. El ejercicio regular y una dieta sana le mantienen en forma y le ayudan a mantener su peso, lo que aumentará su autoestima.

Proporciona una sensación de logro

Ceñirse a una rutina de ejercicios y cosechar sus beneficios puede darle una sensación de logro. Podrá superar cualquier reto físico y llevar un estilo de vida activo y saludable. Alcanzar sus objetivos puede tener un gran impacto en su autoestima.

Le hace sentirse capacitado

Hacer ejercicio aumenta su fuerza, lo que le da la capacidad de ir al supermercado, cocinar y ocuparse de todas sus demás necesidades. Sentirse sano, fuerte y capaz le da poder y puede aumentar su confianza.

Mejora su estado de ánimo

El ejercicio regular eleva su estado de ánimo y reduce su estrés. Las personas que tienen una actitud positiva suelen sentirse bien consigo mismas. Su estado de ánimo y su autoestima están conectados: cuando uno está alto, eleva el otro.

Programa de 28 días

Esta parte proporciona un plan de 28 días que aborda diferentes partes del cuerpo y los músculos con días de descanso para que pueda tomarse un respiro y permitir que sus músculos sanen.

Día 1: Flexión dorsal en posición sentada

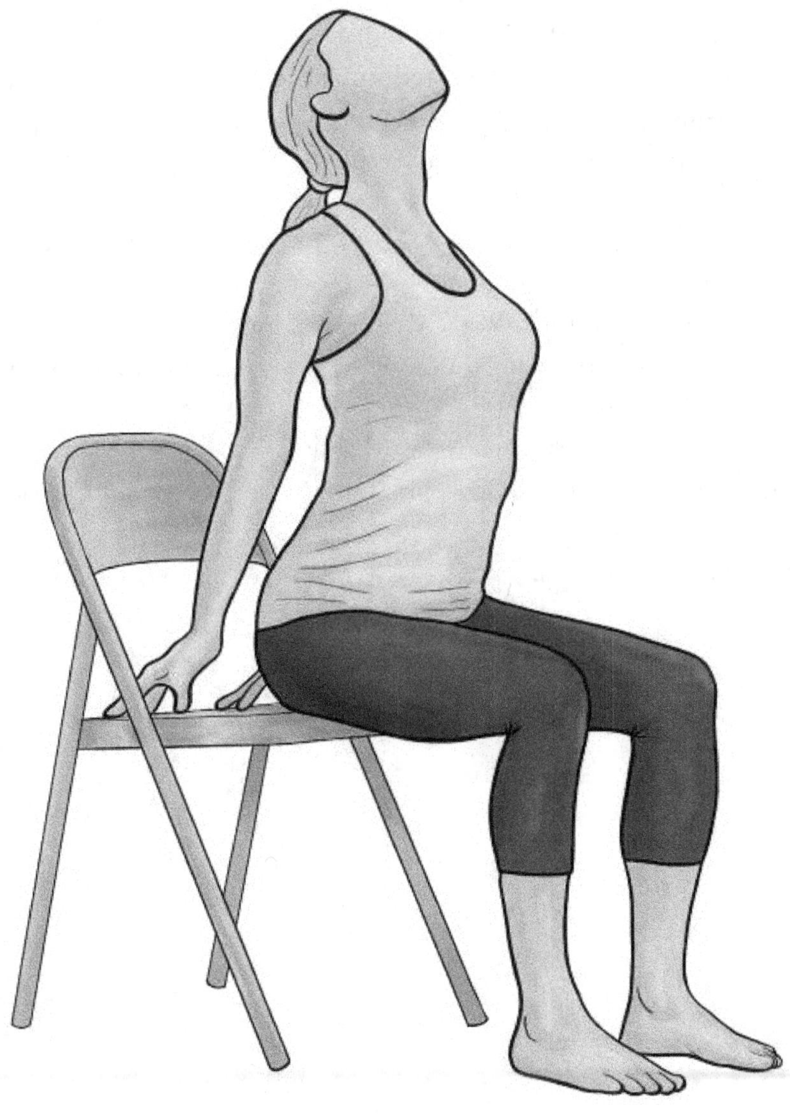

Flexión dorsal en posición sentada

Instrucciones:

1. Siéntese erguido en una silla.
2. Mantenga los pies plantados en el suelo.
3. Coloque las manos sobre los muslos o detrás de la espalda, como en el imagen.
4. Respire larga y profundamente y alargue la columna vertebral mientras ejercita los músculos centrales.
5. Espire y recuéstese lentamente.
6. Mantenga el pecho levantado mientras mira hacia delante.
7. Continúe inclinándose hacia atrás y deje que la parte superior de la espalda se arquee suavemente. Mantenga apoyada la parte inferior de la espalda.
8. Tenga cuidado de no forzarse y haga una pausa en cuanto sienta un estiramiento en la espalda.
9. Mantenga la posición de 10 a 20 segundos.
10. Vuelva a respirar profundamente manteniendo una postura abierta y expandiendo el pecho.
11. Espire y siéntese en posición erguida.
12. Tómese un momento para sentir el impacto del ejercicio en su espalda.
13. Repita tres veces.

Día 2: Flexiones en silla

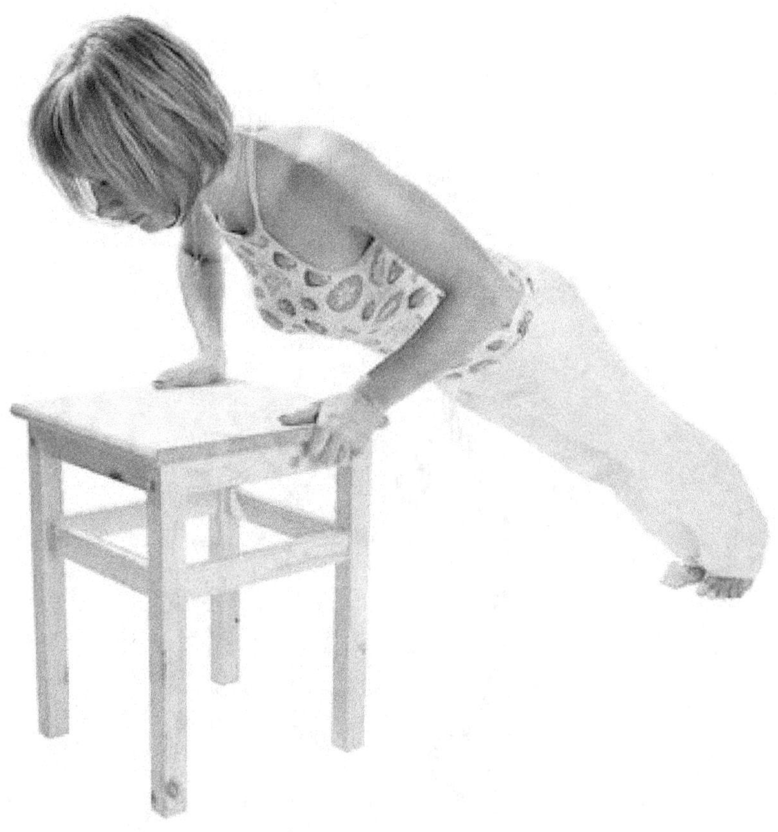

Flexiones en silla[6]

Instrucciones:

1. Colóquese de cara a su silla y ponga ambas manos a los lados de la misma.

2. Empuje los pies hacia atrás para crear una línea diagonal con el cuerpo desde los pies hasta la cabeza.

3. Flexione los codos y baje lentamente el pecho hacia la silla manteniendo el cuerpo en línea recta.

4. Vuelva lenta y suavemente a la posición inicial.

5. Repítalo de cinco a diez veces.

Día 3: Torsiones de abdomen

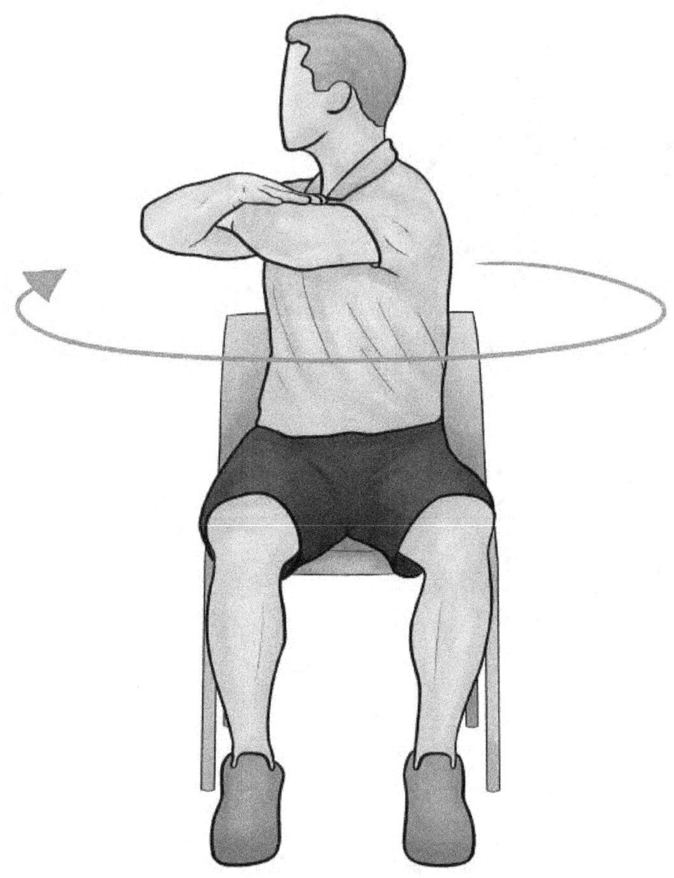

Torsiones de abdomen

Instrucciones:

1. Siéntese en posición erguida con los pies bien apoyados en el suelo.

2. Ponga la mano derecha en el brazo izquierdo y la izquierda en el derecho, como en el imagen.

3. Para activar los músculos centrales, inspire y concéntrese en endurecer los músculos del estómago.

4. Gire el torso hacia la derecha y luego vuelva al centro.

5. Gire el torso hacia la izquierda y luego vuelva al centro.

6. Repita 10 veces alternando los lados.

Día 4: Jack sentado

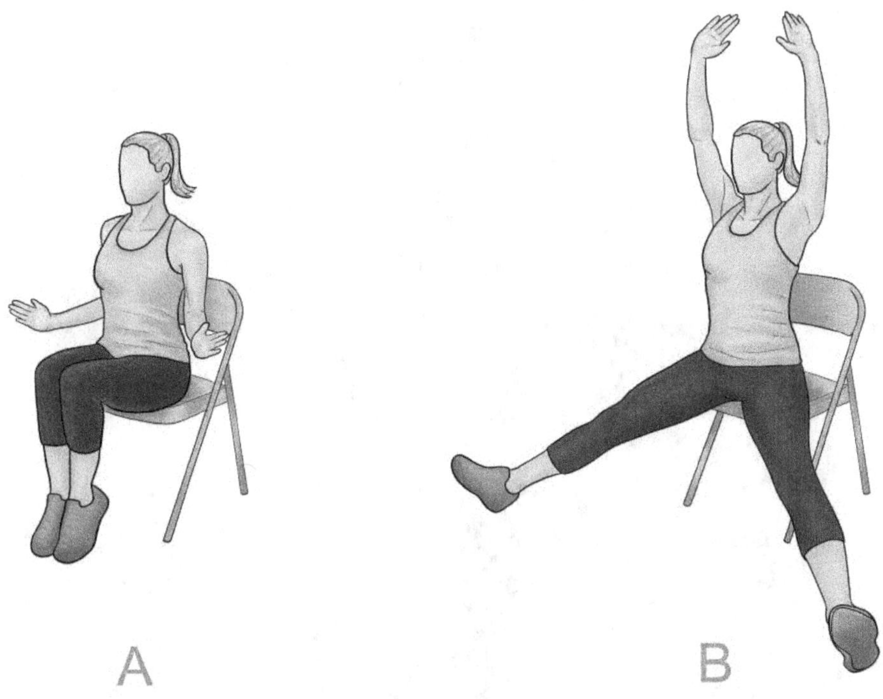

Jack sentado

Instrucciones:

1. Siéntese en posición erguida con el torso alejado del respaldo de la silla.

2. Junte los pies y levante los brazos formando un ángulo recto. La parte superior de los brazos debe quedar paralela al suelo.

3. Junte los brazos y empuje los pies hacia los lados, de forma similar a un movimiento de "jumping jack" o saltos de tijera, mientras abre los brazos hacia los lados.

4. Apriete los hombros y vuelva a la posición inicial.

5. Repítalo diez veces.

Día 5: Remo con un solo brazo

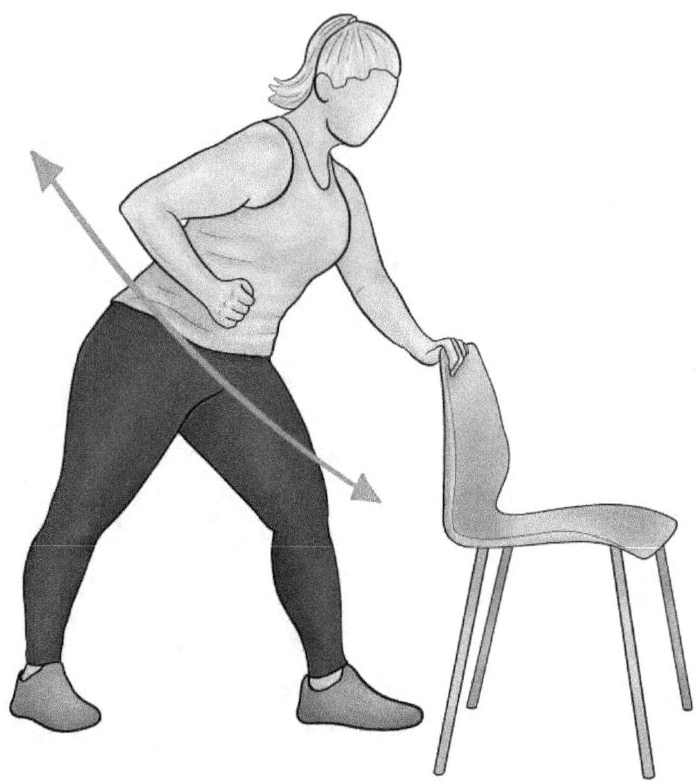

Remo con un solo brazo

Instrucciones:

1. Póngase de pie junto a su silla con los pies firmemente plantados en el suelo.

2. Inclínese hacia delante en dirección a su silla y coloque una mano en la parte superior de su respaldo o en su asiento (elija lo que le resulte más cómodo).

3. Su espalda debe estar plana.

4. Tire del brazo hacia el pecho, manteniendo el codo cerca del cuerpo.

5. A continuación, extienda lentamente el brazo hacia fuera.

6. Repítalo diez veces.

Nota: Puede hacer este ejercicio con una mancuerna, pero dese tiempo para adaptarse a la rutina antes de utilizar pesas.

Día 6: Meditación

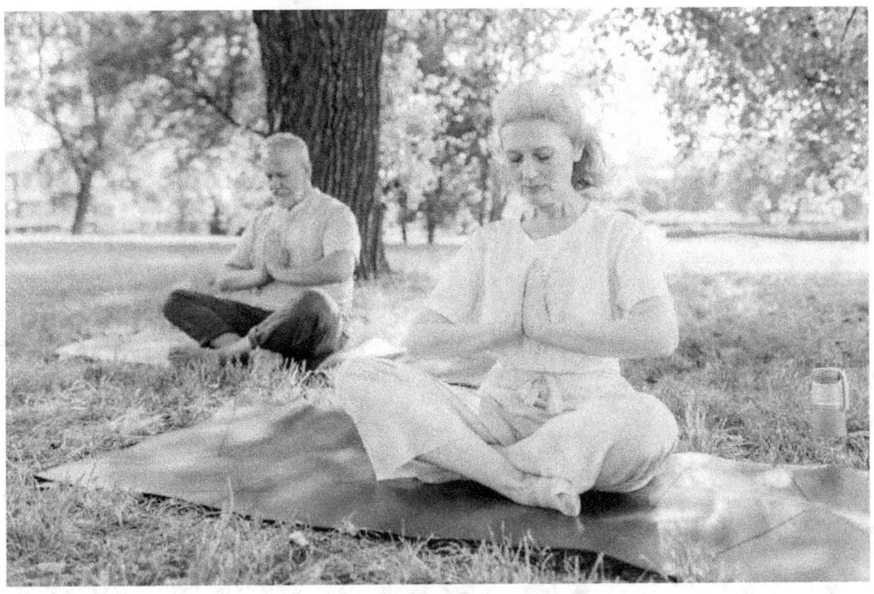

Meditación[7]

Hacer ejercicio todos los días puede ser exigente para su cuerpo. Necesita tomarse descansos para dar a sus músculos la oportunidad de recuperarse. Puede aprovechar este tiempo para descansar la mente y el cuerpo con ejercicios de meditación y respiración.

Instrucciones:

1. Busque una habitación tranquila y alejada de distracciones.
2. Siéntese recto en una posición cómoda.
3. Respire larga y profundamente.
4. Cierre los ojos y concéntrese en su respiración.
5. Sienta el aire cuando entra en su cuerpo por las fosas nasales y fluye a través de usted.
6. Sienta cómo sale de su cuerpo y se lleva consigo todas sus tensiones y preocupaciones.
7. Su mente puede divagar y pueden aparecer pensamientos que le distraigan.
8. No se centre en estos pensamientos, déjelos pasar.
9. Vuelva a centrar su atención en la respiración.
10. Permanezca en este estado tranquilizador de 15 a 20 minutos.

Día 7: Ejercicio de respiración

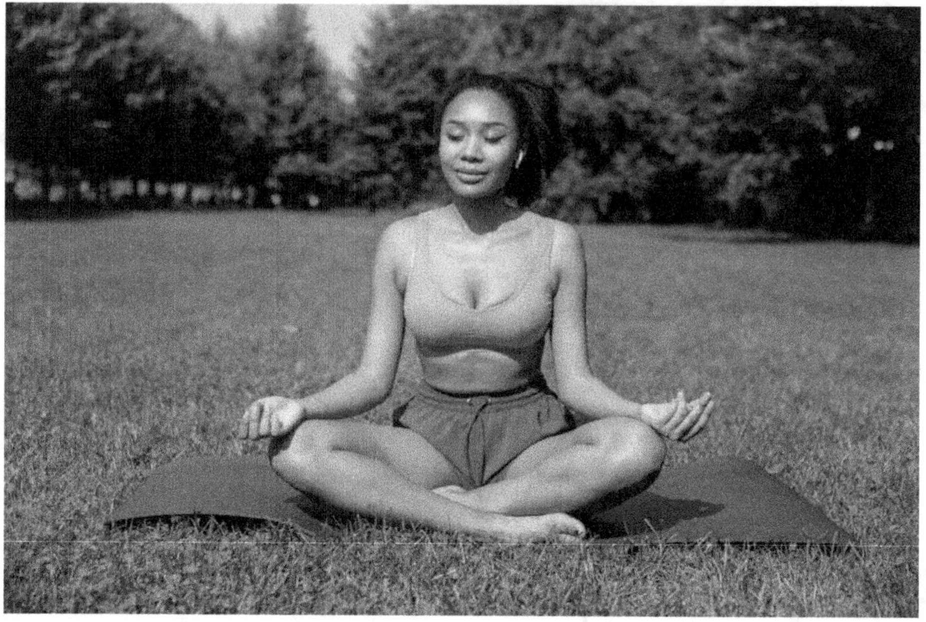

Ejercicio de respiración[8]

Instrucciones:

1. Siéntese en una silla y relaje la cabeza y el cuerpo.

2. Respire profundamente por la nariz mientras mantiene la boca cerrada.

3. Cuente hasta dos.

4. Frunza los labios como si estuviera silbando.

5. Espire por los labios mientras cuenta hasta cuatro.

6. Repítalo diez veces.

Día 8: Patada de glúteo

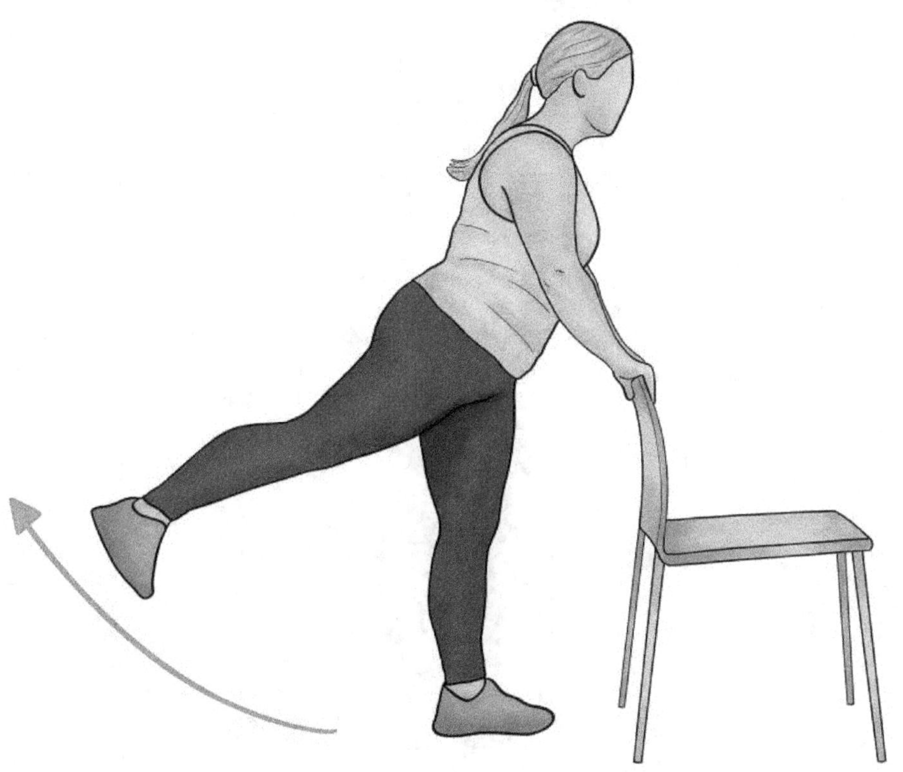

Patada de glúteo

Instrucciones:

1. Póngase de pie y mire hacia el respaldo de la silla manteniendo los pies a 30 cm de ella.

2. Ponga ambas manos en la parte superior del respaldo de la silla.

3. Contraiga los músculos de los glúteos y extienda la pierna izquierda hacia atrás. Apunte los dedos de los pies hacia abajo.

4. Mantenga esta posición durante diez segundos. Debería sentir una contracción en los músculos de los glúteos.

5. Baje la pierna izquierda y vuelva a la posición inicial.

6. Repita cinco veces y luego cambie a la pierna derecha.

7. Mantenga sus movimientos lentos y controlados.

Día 9: Círculos con los hombros

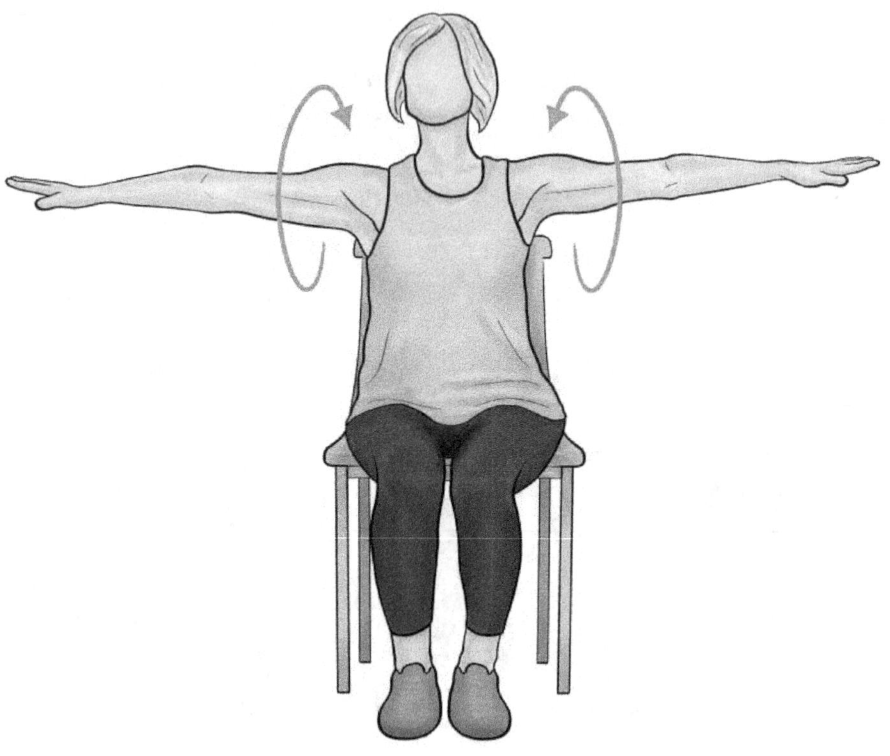

Círculos con los hombros

Instrucciones:

1. Con los pies bien plantados en el suelo y el pecho erguido, coloque ambos brazos a los lados.

2. Lentamente y con movimientos controlados, mueva los hombros hacia delante en un movimiento circular. Levántelos hacia arriba y alrededor, luego vuelva a la posición original.

3. Repita diez veces, luego cambie al movimiento hacia atrás y repita diez veces.

Día 10: Deslizamientos de talón

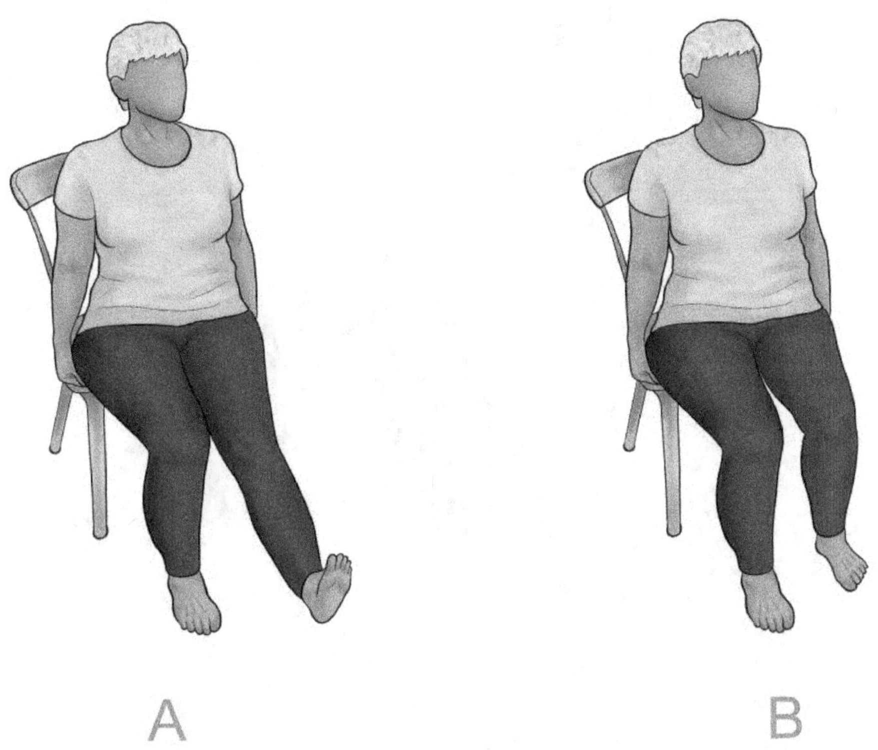

A

B

Deslizamientos de talón

Instrucciones:

1. Siéntese en el borde de la silla.

2. Extienda la pierna derecha hasta que esté recta, con los dedos de los pies mirando al techo y el talón en el suelo.

3. Su pie izquierdo debe estar firmemente plantado en el suelo en un ángulo de 90 grados.

4. Deslice el talón derecho muy cerca de la silla con el pie derecho en el suelo.

5. Repita diez veces y luego cambie de pie.

Día 11: Rodillas al pecho

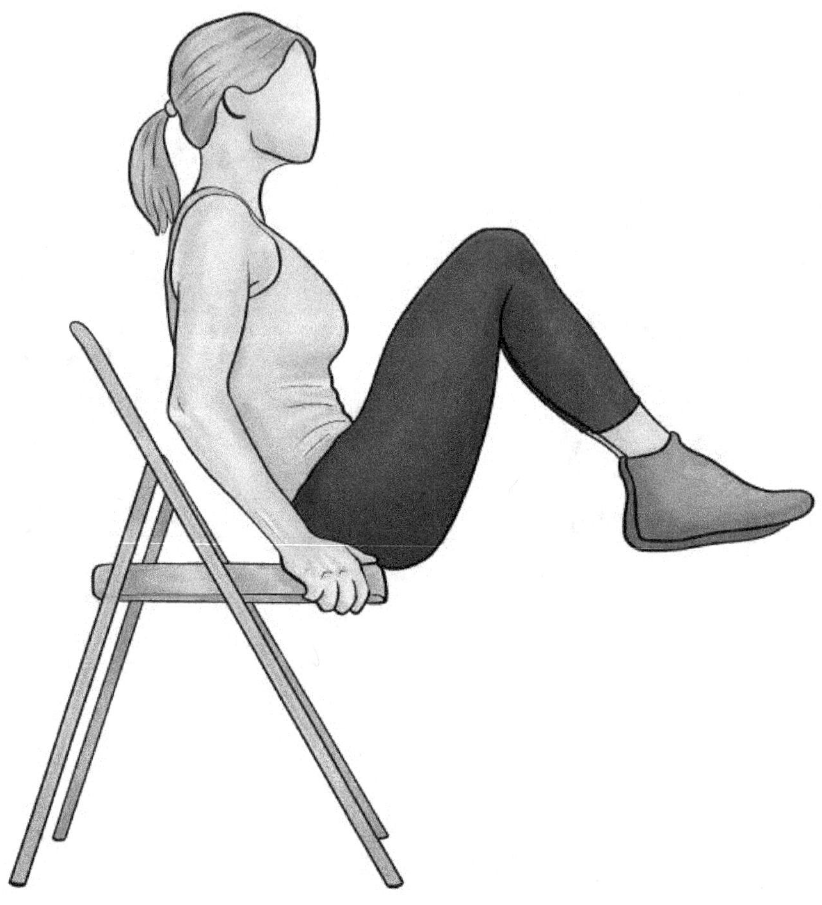

Rodillas al pecho

Instrucciones:

1. Siéntese en su silla e inclínese ligeramente hacia atrás.

2. Sujete los laterales con ambas manos.

3. Respire larga y profundamente para activar su núcleo.

4. Levante las piernas del suelo y extiéndalas hacia fuera (los dedos de los pies deben apuntar al techo).

5. Doble las rodillas y llévelas al pecho.

6. Haga una pausa y luego invierta el movimiento.

7. Repítalo diez veces.

Día 12: Extensiones de piernas

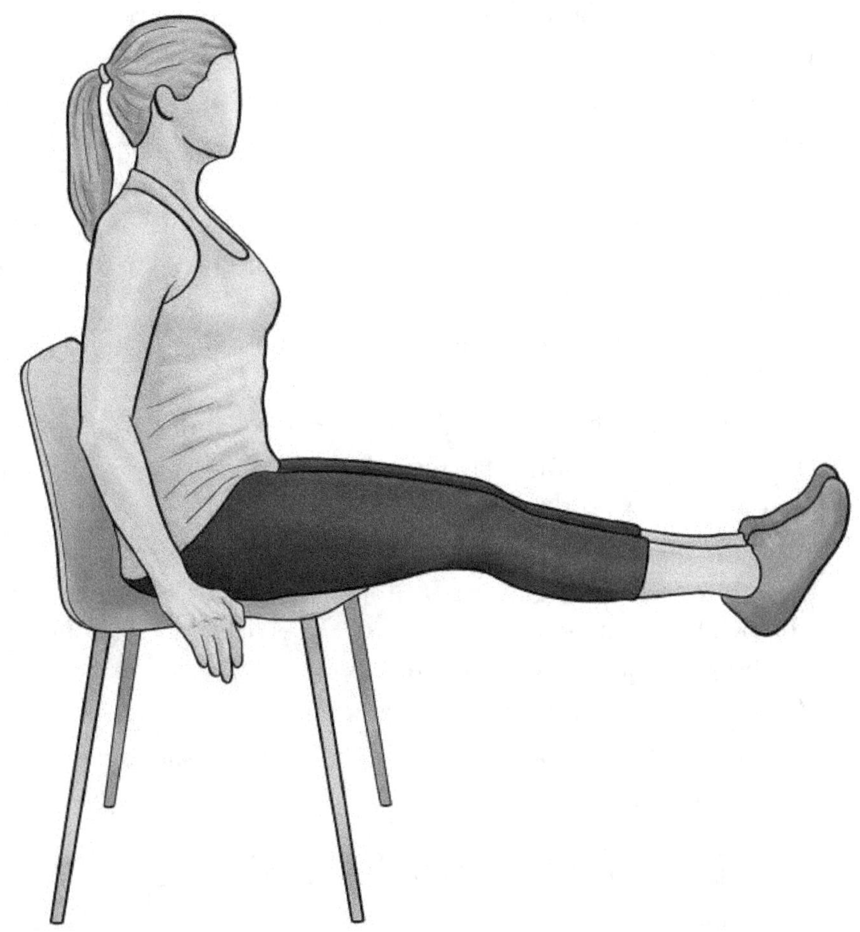

Extensiones de piernas

Instrucciones:

1. Siéntese en el borde de la silla y sujétela con ambas manos.

2. Inclínese ligeramente hacia atrás y extienda las piernas hacia fuera (los dedos de los pies deben mirar al techo y los talones tocar el suelo).

3. Involucre el núcleo y levante las piernas hacia el techo (puede practicar con ambas piernas o con una a la vez).

4. Mantenga la posición unos segundos y luego baje las piernas.

5. Repita 10 veces.

Día 13: Meditación

Ha terminado su segunda semana de ejercicios; es hora de relajarse.

Instrucciones:

1. Túmbese boca arriba en una posición relajada con los brazos a los lados y los ojos cerrados.
2. Respire hondo unas cuantas veces y despeje la mente hasta que se sienta relajado.
3. Concéntrese en los dedos de los pies y en la sensación detrás de ellos.
4. Imagine que cada respiración que realiza fluye a través de los dedos de sus pies.
5. Permanezca en este estado durante cinco segundos.
6. Desplace su atención a las plantas de los pies y perciba cualquier sensación que pueda sentir.
7. Imagine que el aire que respira fluye a través de sus plantas.
8. A continuación, pase a las pantorrillas, rodillas, muslos, caderas, torso, abdomen, parte superior de la espalda, pecho, hombros, cuello y cabeza para escanear todo el cuerpo.
9. Observe si siente molestias en alguna parte de su cuerpo.
10. Cuando termine, relájese un par de minutos en silencio.
11. Después, abra los ojos y estírese.

Día 14: Ejercicio de respiración

Instrucciones:

1. Siéntese recto en una posición cómoda.
2. Ponga la mano derecha sobre el pecho y la izquierda sobre el estómago.
3. Respire larga y profundamente por las fosas nasales.
4. Sienta cómo se le levanta el estómago y cómo se le mueve un poco el pecho.
5. Espire por la boca y suelte todo el aire del cuerpo mientras contrae los músculos abdominales.
6. Sienta cómo se mueve su estómago al espirar.
7. Repita 10 veces.

Día 15: Sentadilla en silla

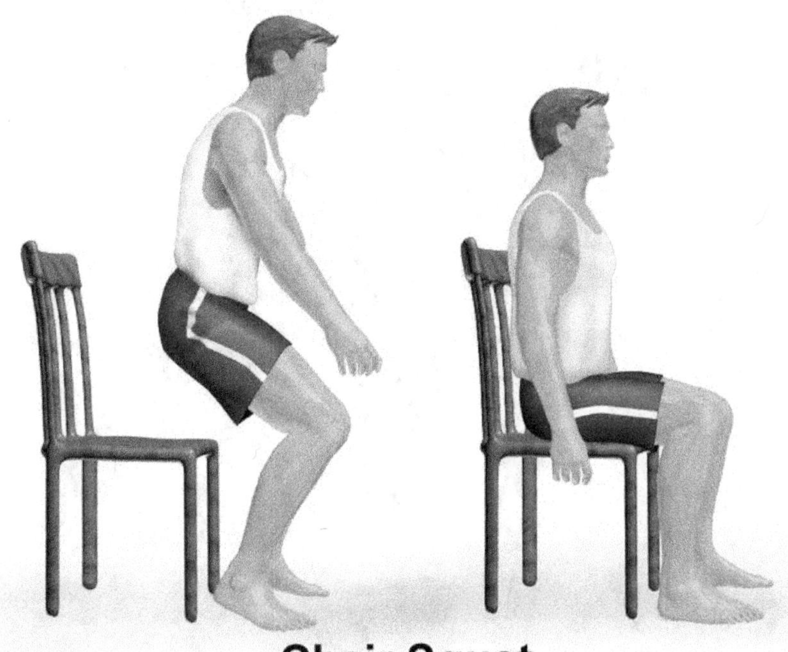

Chair Squat

Sentadilla en silla[9]

Instrucciones:

1. Colóquese erguido con la espalda cerca de la parte delantera de la silla.

2. Mantenga los pies separados a la anchura de los hombros y levante el pecho con los dedos de los pies apuntando hacia fuera.

3. Active su núcleo y comience a agacharse hacia la silla.

4. Toque el asiento sólo con los glúteos; no se siente.

5. Empuje con los pies y vuelva a la posición inicial.

6. Repítalo diez veces.

Día 16: Burpees modificados

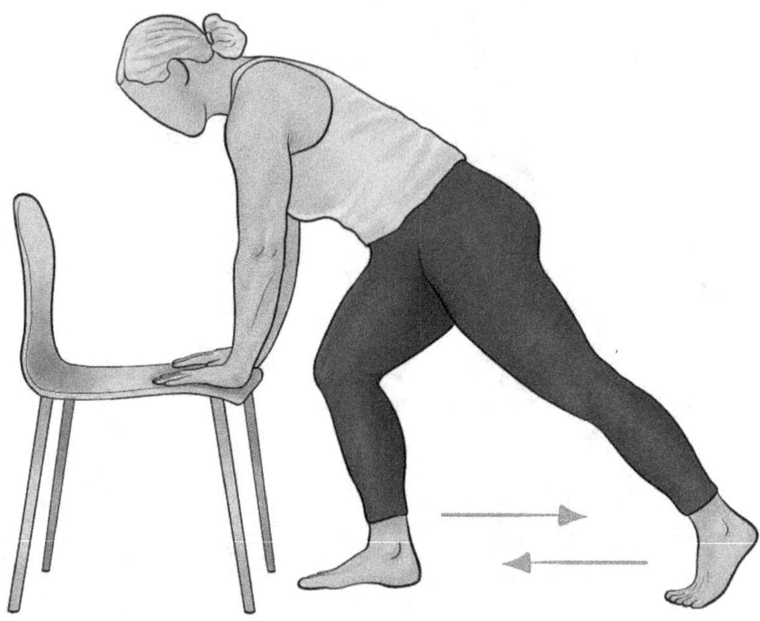

Burpees modificados

Instrucciones:

1. Coloque una silla contra la pared.

2. El respaldo de la silla debe estar contra la pared, y el asiento debe estar orientado hacia usted. Para evitar accidentes, asegúrese de que la silla no se desliza ni se mueve.

3. Colóquese frente a la silla con los pies separados unos hombros.

4. Presione las caderas hacia atrás y doble las rodillas como si estuviera en cuclillas.

5. Extienda los brazos y coloque las manos en el asiento de la silla. Sus palmas deben estar alineadas.

6. Coloque el pie izquierdo detrás del derecho. Adopte una posición de plancha.

7. Invierta el movimiento y ponga cada pie hacia delante para volver a la posición inicial.

8. Extienda las caderas y las rodillas mientras presiona con los pies para ponerse de pie y levantar los brazos.

9. Repítalo de seis a diez veces.

Día 17: Giros de tobillo y muñeca

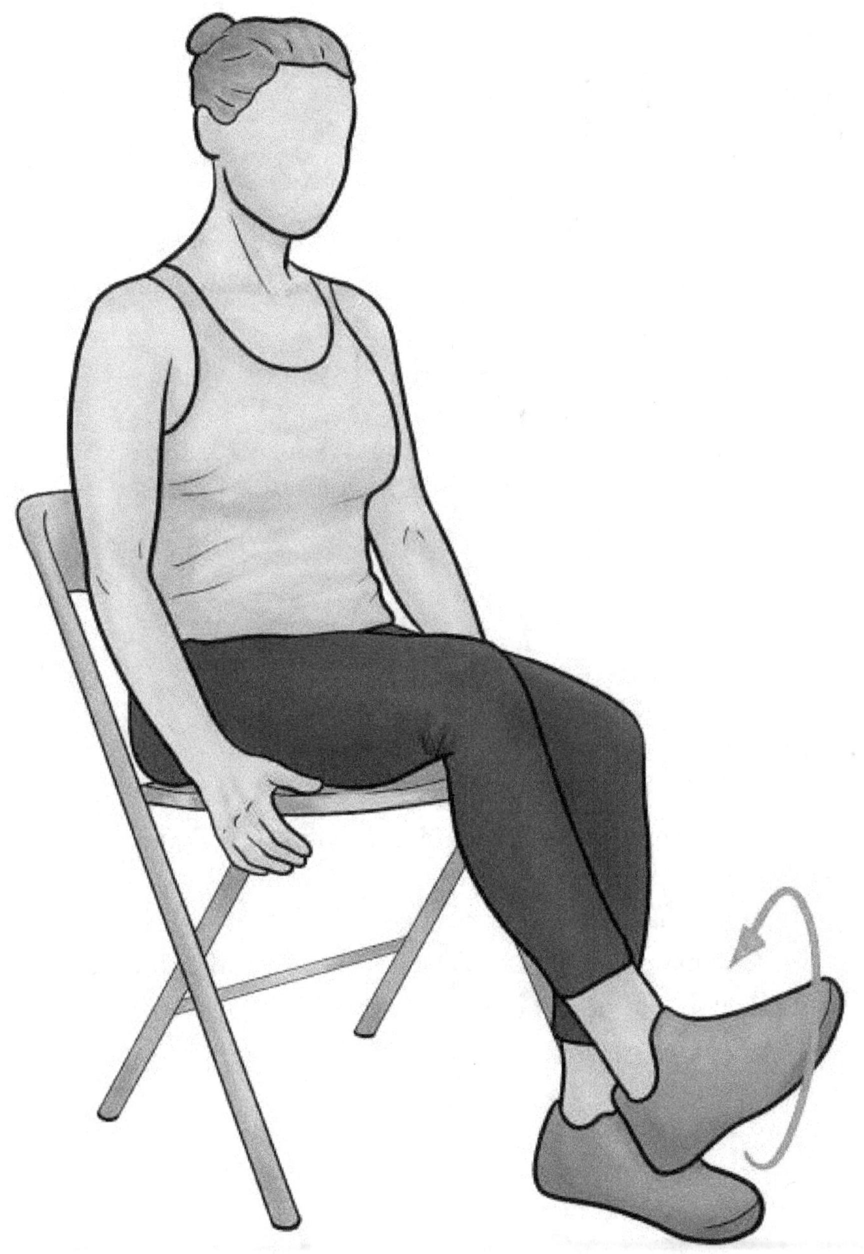

Giros de tobillos

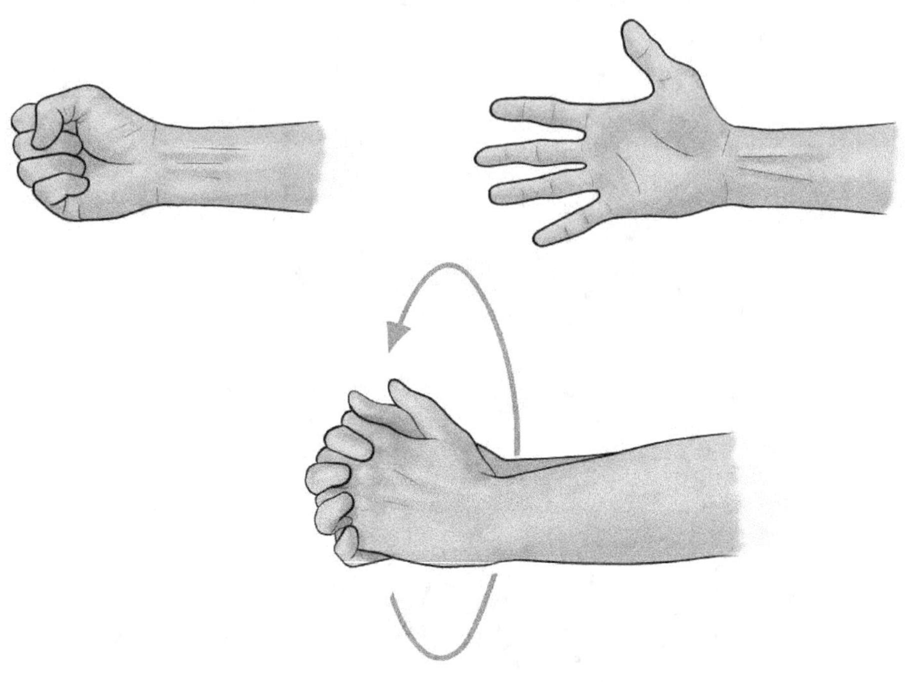

Giros de muñeca

Instrucciones:

1. Siéntese recto en una silla.
2. Abra y cierre los puños unas cuantas veces para flexionar los dedos.
3. Junte las manos y gire las muñecas diez veces.
4. Al terminar, flexione los pies curvando y enderezando los dedos.
5. Gire el tobillo derecho diez veces y luego el izquierdo.

Día 18: Elevaciones de brazos

Instrucciones:

1. Siéntese en posición erguida, con ambos brazos a los lados y los dos pies firmemente plantados en el suelo.

2. Levante el brazo izquierdo por encima de la cabeza sin mover el cuerpo. Consérvelo recto.

3. Mantenga esta posición durante tres segundos.

4. Vuelva a la posición inicial y repita con el brazo derecho.

5. Repita diez veces para cada brazo.

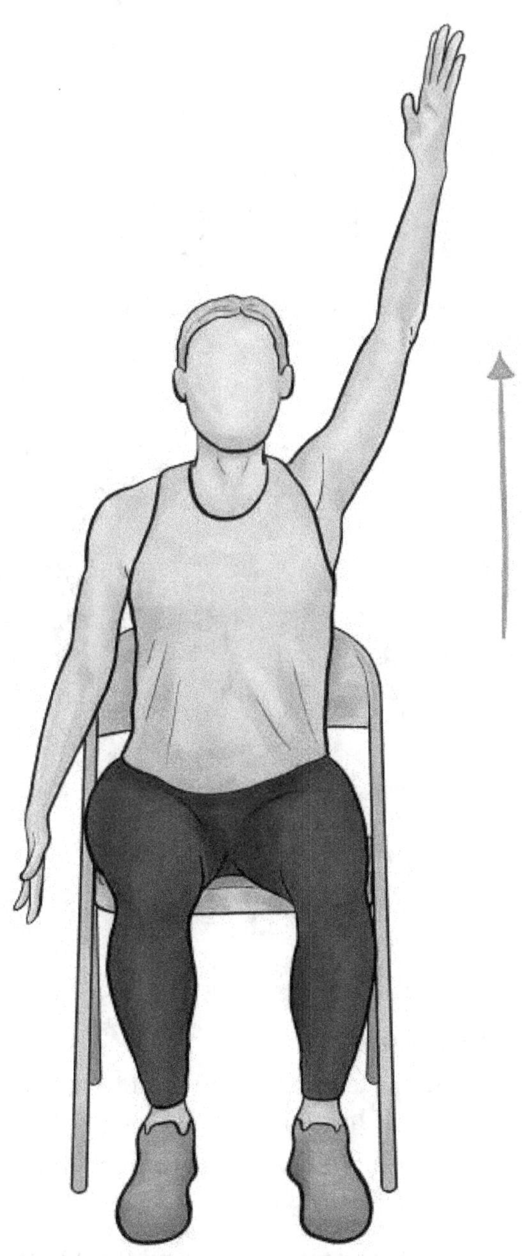

Elevación de brazos

Día 19: Enderezar y estirar la espalda

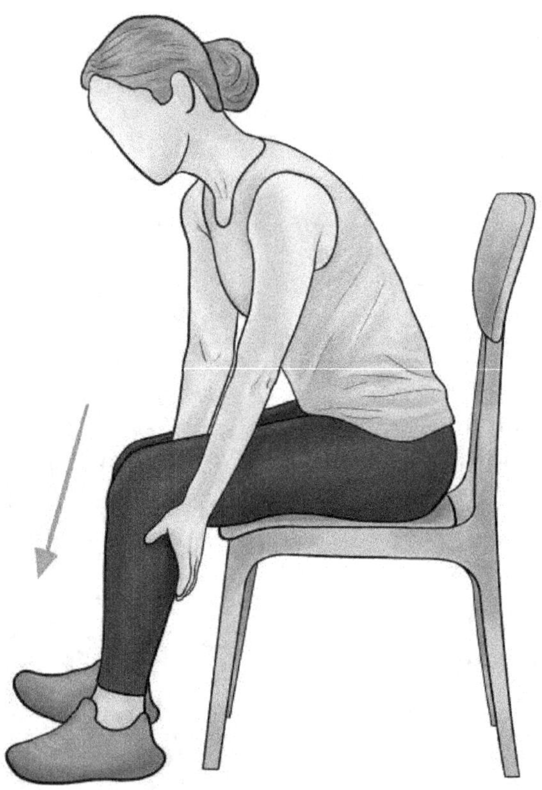

Enderezar y estirar la espalda

Instrucciones:

1. Siéntese en su silla y mantenga ambas piernas separadas a la altura de los hombros.
2. Ponga ambas manos debajo de la rodilla izquierda.
3. Deslice las manos lentamente desde la rodilla hasta el tobillo.
4. Mantenga esta posición durante tres segundos.
5. Cambie de lado y repita.
6. Repítalo diez veces.

Día 20: Visualización

Instrucciones:

1. Siéntese o túmbese y póngase cómodo.
2. Cierre los ojos e imagine que se encuentra en un lugar relajante y hermoso.
3. Mantenga su imaginación lo más vívida posible.
4. Sienta, saboree, huela, oiga y vea todo lo que le rodea en el mundo que ha creado (por ejemplo, si está en una playa, vea el sol brillar en el cielo, oiga el trinar de los pájaros, huela los árboles, sienta el agua en los pies y saboree el aire fresco).
5. Deje ir todas sus tensiones y dedique su tiempo a explorar el lugar.
6. Cuando termine, abra lentamente los ojos.

Día 21: Ejercicio de respiración

Instrucciones:

1. Siéntese en una posición cómoda y cierre los ojos.
2. Relaje su cuerpo y su cara.
3. Coloque un dedo de cada mano sobre el trago para taparse las orejas.
4. Inspire y presione suavemente con los dedos en el cartílago mientras espira, manteniendo la boca cerrada.
5. Haga un zumbido como el de una abeja.
6. Repítalo diez veces.

Día 22: Elevación talón-punta

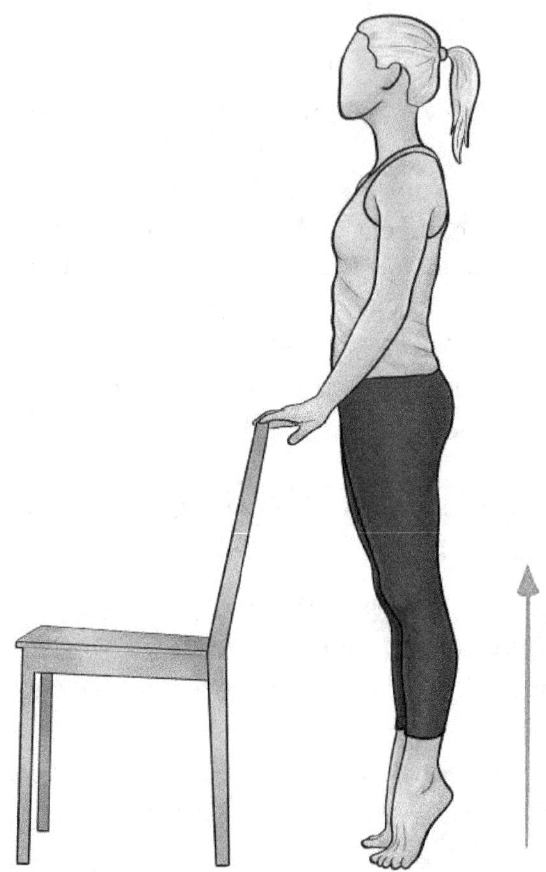

Elevación talón-punta

Instrucciones:

1. Póngase derecho junto a su silla.
2. Mantenga los pies separados a la anchura de los hombros.
3. Sujete el respaldo de la silla con ambas manos.
4. Póngase de puntillas mientras sujeta la silla para apoyarse.
5. Permanezca en esta posición durante dos segundos.
6. Vuelva a la posición inicial.
7. Levante los dedos de los pies mientras los tobillos siguen en el suelo.
8. Repítalo diez veces.

Día 23: Extensión de cadera

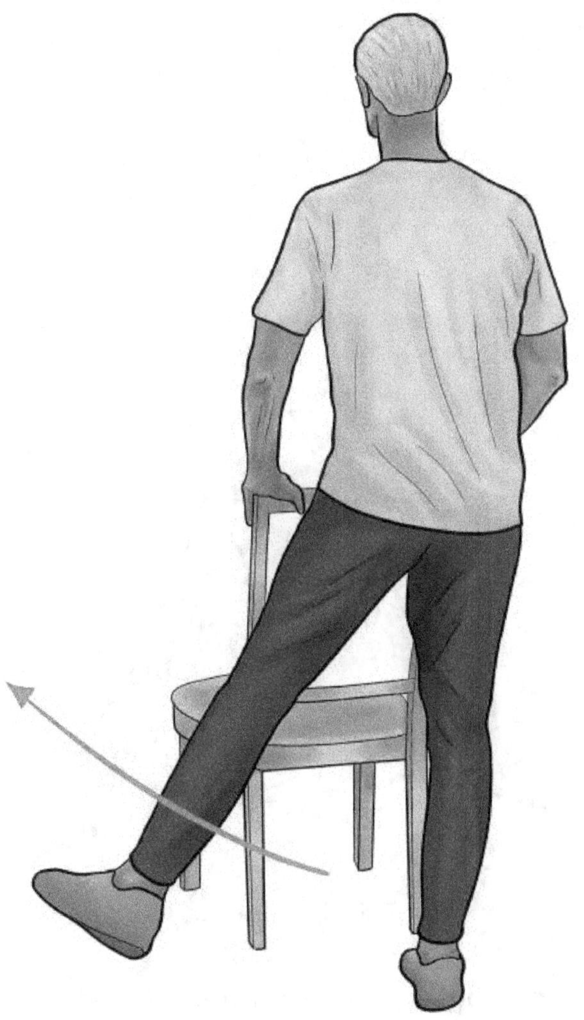

Extensión de cadera

Instrucciones:

1. Colóquese detrás de su silla.
2. Agárrese a su espalda con ambas manos para apoyarse.
3. Levante lenta y suavemente la pierna derecha por detrás de usted. No doble la cintura.
4. Vuelva a la posición inicial.
5. Repita diez veces, luego cambie de pierna y repita otras diez veces.

Día 24: Patinador cambiante

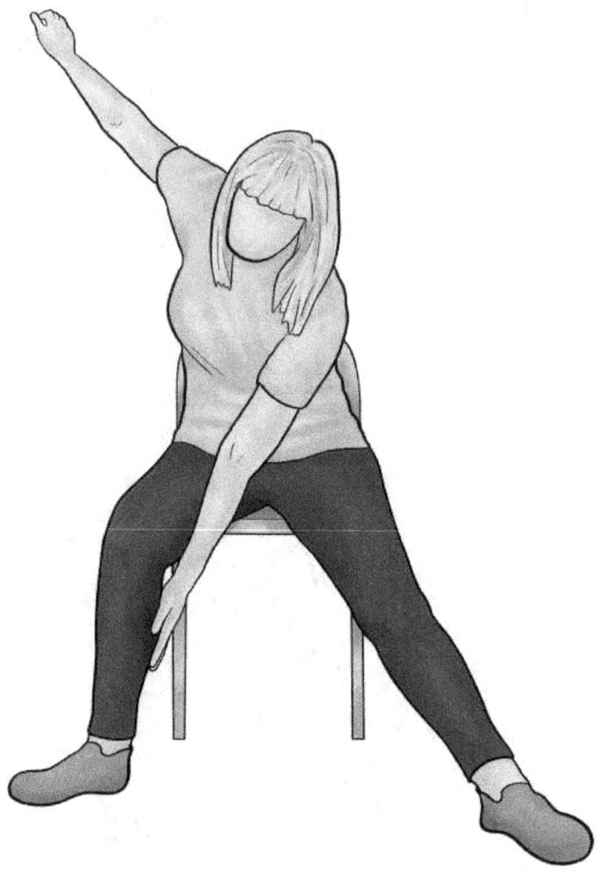

Patinador cambiante

Instrucciones:

1. Siéntese en el borde de la silla y doble la rodilla izquierda con la punta del pie izquierdo en el suelo.
2. Estire la pierna derecha hacia un lado.
3. Inclínese hacia delante y estire los brazos hacia delante.
4. Levante el brazo izquierdo por detrás del cuerpo y dóblelo por la cintura.
5. Extienda el brazo derecho hasta la planta del pie izquierdo.
6. Siéntese en posición erguida y lleve los brazos hacia delante.
7. Repita diez veces y luego cambie de pie.

Día 25: Tocar el suelo

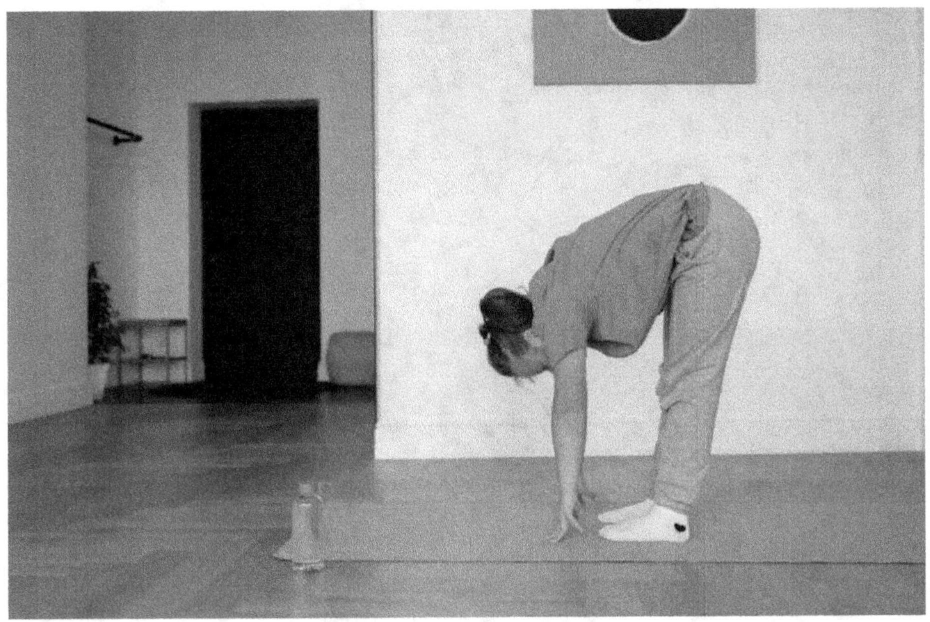

Tocar el suelo [10]

Instrucciones:

1. Siéntese recto con los pies firmemente plantados en el suelo y gire los hombros hacia atrás.

2. Mantenga las piernas separadas a la altura de los hombros para permitir el movimiento.

3. Inclínese hacia delante y haga una bisagra desde la cintura manteniendo la espalda recta.

4. Toque el suelo con la punta de los dedos.

5. Vuelva a la primera posición y respire profundamente unas cuantas veces.

6. Repítalo diez veces.

Día 26: T sentada

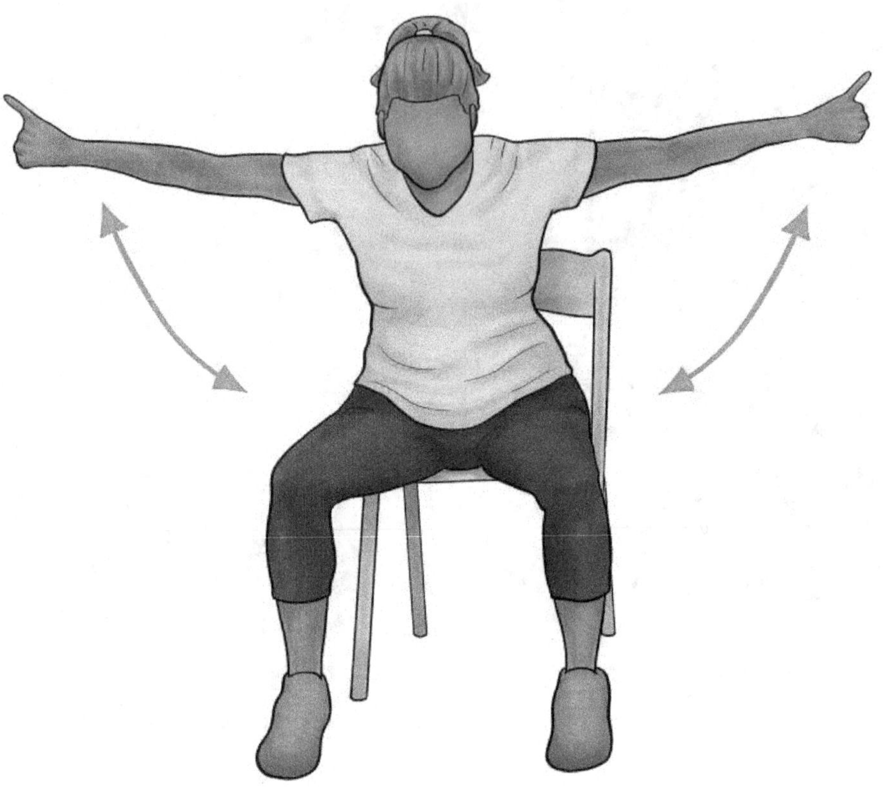

T sentada

Instrucciones:

1. Siéntese en una silla con los pies separados a la altura de los hombros.

2. Inclínese hacia delante manteniendo la espalda recta y extendiendo las manos.

3. Levante las manos con el dedo meñique sobresaliendo.

4. Cuando los brazos lleguen a la altura de los hombros, bájelos.

5. Repítalo diez veces.

Día 27: Ejercicio de respiración de yoga

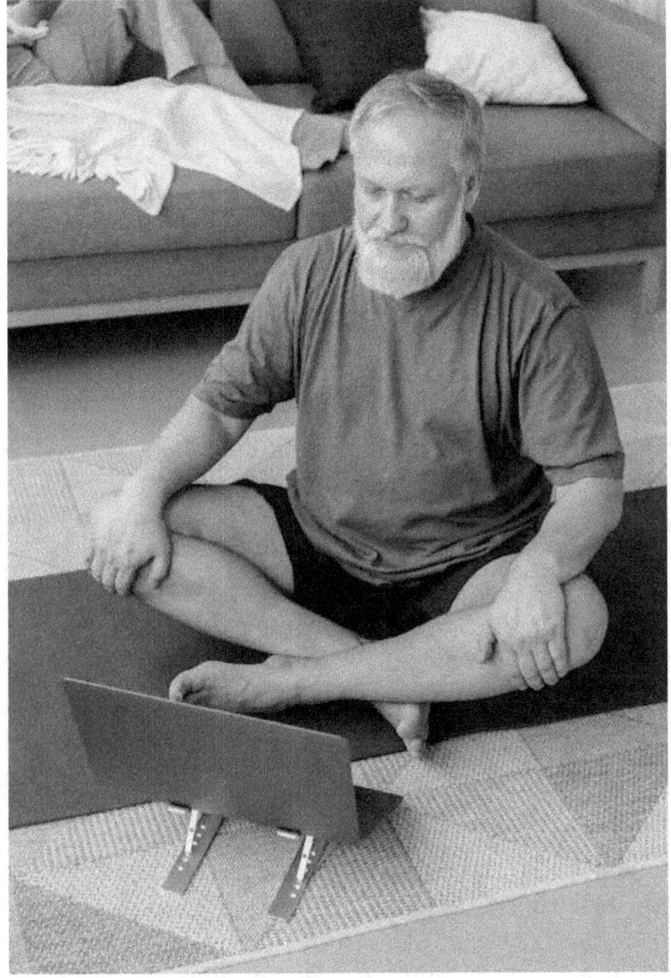

Ejercicio de respiración de yoga[11]

Instrucciones:

1. Siéntese en una posición cómoda.

2. Enrolle la lengua y sáquela (si no puede enrollar la lengua, frunza los labios).

3. Respire larga y profundamente por la boca.

4. Espire por las fosas nasales.

5. Repita la operación durante cinco minutos.

Día 28: Ejercicio de respiración

Instrucciones:

1. Respire larga y profundamente por las fosas nasales mientras cuenta hasta cinco.

2. Espire por la nariz mientras cuenta hasta cinco.

3. Repita la operación durante diez minutos.

Cómo integrar las rutinas de ejercicio en su vida diaria

- Haga ejercicio a primera hora de la mañana, justo después de despertarse y antes de empezar el día. Ponga el despertador 10 o 15 minutos antes para poder hacer ejercicio a solas y con tranquilidad.

- Dedique tiempo a hacer ejercicio todos los días y prográmelo en su calendario. Trátelo como una prioridad y programe todo lo demás de su día en torno a ello.

- Haga ejercicio con un amigo o un familiar para motivarse mutuamente.

- Elija ejercicios que le gusten y aléjese de los que le incomoden.

- Haga ejercicio en casa, al aire libre o mientras ve la televisión para evitar el aburrimiento.

La constancia es la clave. Su rutina de ejercicios debe ser una parte esencial de su vida diaria, al igual que dormir y comer. Dele prioridad y dedíquele unos minutos cada día. Considérelo una inversión en su salud. Cuando es constante en su rutina, ésta se convierte en parte de su estilo de vida.

Practique ejercicios de silla todos los días y permítase dos días para relajar la mente y el cuerpo. Durante este tiempo, cuide su salud mental y practique ejercicios de meditación y respiración.

Capítulo 3: Fuerza de la parte superior del cuerpo

Envejecer es un proceso natural que debe acogerse con gracia. Durante este tiempo, mantenerse físicamente activo se hace necesario para conservar la salud. Para las personas mayores como usted, centrarse en la fuerza y la movilidad de la parte superior del cuerpo es la clave, y los ejercicios en silla para la fuerza de la parte superior del cuerpo pueden ser una solución práctica y segura. Estos ejercicios en silla están diseñados para ser suaves pero eficaces, teniendo en cuenta los retos de movilidad a los que muchos se enfrentan.

Los ejercicios en silla para la parte superior del cuerpo se dirigen específicamente a los grupos musculares esenciales de sus brazos, hombros, pecho y espalda. Además de mejorar la fuerza de la parte superior del cuerpo, aumentará la movilidad y flexibilidad de las articulaciones. La estabilidad que proporciona la silla durante estos ejercicios mejora enormemente el equilibrio, reduciendo significativamente el riesgo de caídas.

Es la accesibilidad y comodidad de los ejercicios en silla lo que le permite realizarlos casi en cualquier lugar. Todo lo que necesita es una silla resistente y conocer los movimientos adecuados para ejecutarlos. Tanto si su objetivo es mantener la independencia, como si busca actividades atractivas u opciones de bajo impacto, siga leyendo para conocer ejercicios en silla específicos adaptados a usted. Puede ser un complemento más en su camino hacia un mayor bienestar.

Actividades diarias y fuerza de la parte superior del cuerpo

He aquí algunas actividades cotidianas en las que la fuerza de la parte superior de su cuerpo se convierte en una fuerza vital:

Alcanzar y agarrar

La tarea aparentemente mundana de alcanzar artículos en estanterías altas o agarrar objetos en sus actividades diarias requiere fuerza en la parte superior del cuerpo. Estos movimientos están intrincadamente ligados a la fuerza de sus brazos y hombros. La fuerza de la parte superior de su cuerpo garantiza que estos movimientos se ejecuten sin esfuerzo, evitando cualquier tensión o incomodidad en sus tareas cotidianas.

Independencia al vestir

Vestirse implica varios movimientos de la parte superior del cuerpo, desde estirar los brazos por encima de la cabeza para ponerse una camiseta hasta estirar los brazos por detrás cuando se lleva una americana.

Transporte y elevación

Al llevar la compra o levantar una bolsa, sus brazos y hombros soportan la carga en numerosas tareas cotidianas.

Reducir la dependencia de la asistencia

Una disminución de la fuerza de la parte superior de su cuerpo podría conducir a una mayor dependencia de otros músculos para la asistencia en las actividades diarias.

Promover la estabilidad postural

La fuerza de la parte superior de su cuerpo también es necesaria para mantener una postura erguida y estable. Este equilibrio evita las caídas, reduciendo sustancialmente el riesgo de accidentes y mejorando su seguridad general.

La incorporación de ejercicios específicos centrados en el fortalecimiento de la parte superior de su cuerpo puede suponer un cambio positivo. Los ejercicios en silla diseñados para la parte superior de su cuerpo pueden ser la base para mantener y mejorar su fuerza, contribuyendo activamente a su bienestar.

Además, recuerde que conservar la fuerza de la parte superior del cuerpo no es un mero objetivo de forma física; es un componente esencial de un estilo de vida que promueve activamente una independencia continuada y un mayor nivel de funcionalidad en sus actividades diarias.

Ejercicios para fortalecer la parte superior del cuerpo

Elevación de brazos en posición sentada

Instrucciones:

1. Siéntese en el borde de la silla, asegurándose de que la espalda está recta y los pies apoyados en el suelo.

2. Sujete una pesa en cada mano, con las palmas hacia los muslos.

3. Mantenga los hombros relajados.

Movimiento:

4. Inhale lentamente y levante ambos brazos rectos delante de usted.

5. Mantenga una ligera flexión en los codos durante todo el movimiento.

6. Extienda el brazo hacia la altura de los hombros, sintiendo la activación en los hombros y la parte superior de los brazos.

7. Exhale y baje lentamente los brazos hasta los muslos, controlando el descenso.

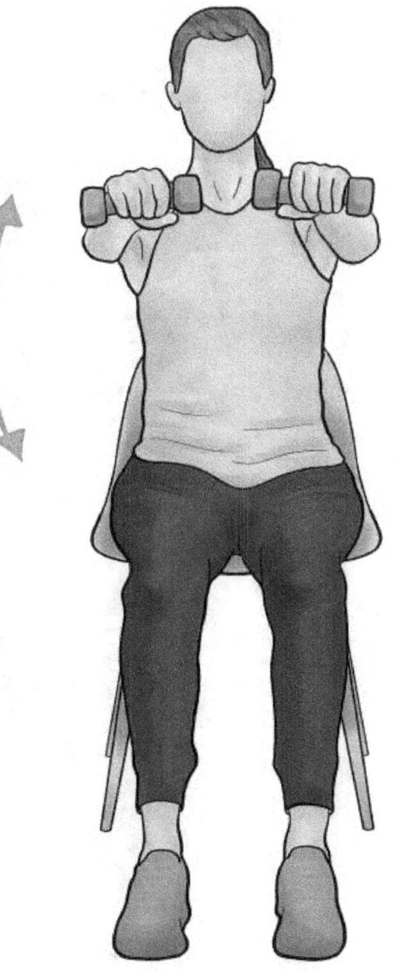

Elevación de brazos en posición sentada

- Para una mayor resistencia, considere la posibilidad de utilizar pesas más pesadas.

- Si le preocupan los hombros o es nuevo en el ejercicio, levante un brazo cada vez mientras mantiene la mano contraria en el muslo.

- Recuerde que nunca debe utilizar pesas demasiado pesadas, ya que puede provocar distensiones en los hombros o lesiones musculares.

Press de hombros en silla

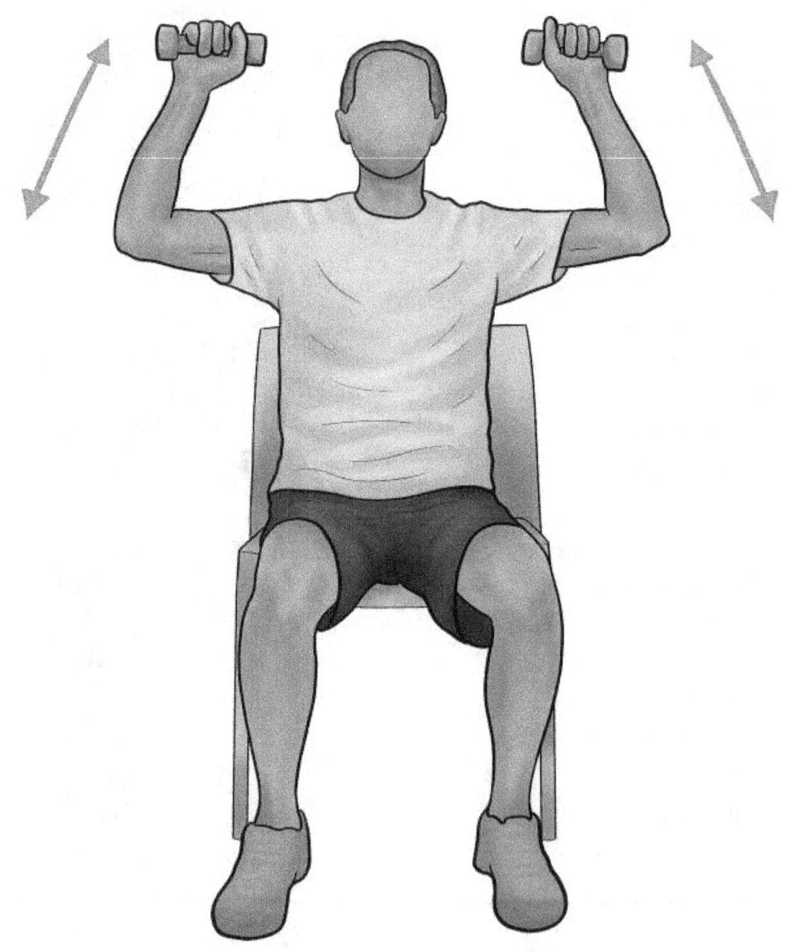

Press de hombros en silla

Instrucciones:

1. Siéntese cómodamente con la espalda recta, sosteniendo una pesa en cada mano a la altura de los hombros y las palmas de las manos mirando hacia delante.

2. Asegúrese de que sus pies están apoyados en el suelo.

Movimiento:

3. Inhale profundamente y pulse las pesas por encima de la cabeza, extendiendo los brazos sin bloquear los codos.

4. Sienta la contracción en los músculos de los hombros en la parte superior del movimiento.

5. Exhale lentamente y vuelva a bajar las pesas hasta la altura de los hombros manteniendo el control.

Variante:

- Si es usted principiante y desea aumentar su control sobre estos movimientos de ejercicio, utilice bandas de resistencia en lugar de pesas.

- Si le preocupan sus muñecas, realice el movimiento sin pesas ni bandas de resistencia y concéntrese en el movimiento controlado.

Apretón de pecho en posición sentada

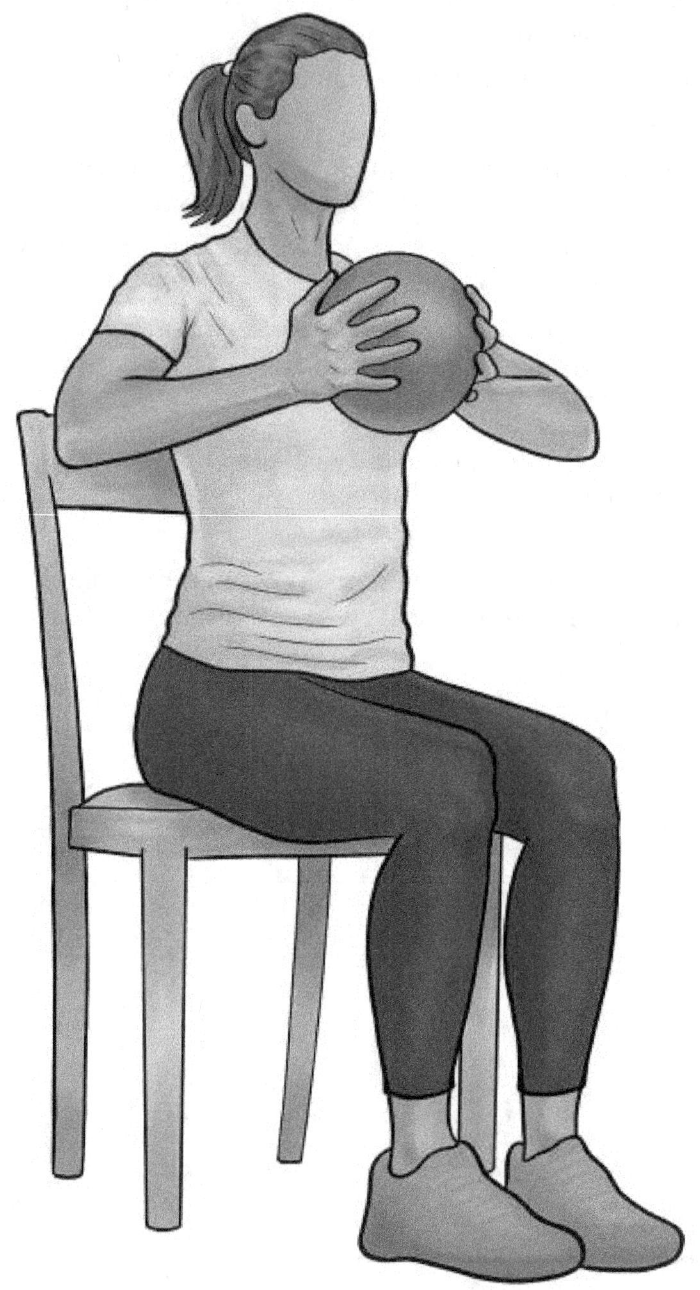

Apretón de pecho en posición sentada

Instrucciones:

1. Siéntese con una postura erguida, sujetando una pelota de softball o un cojín a la altura del pecho con ambas manos.

2. Asegúrese de tener la espalda recta y los hombros relajados.

Movimiento:

3. Inhale profundamente y apriete la pelota o el cojín entre las manos, involucrando los músculos del pecho.

4. Concéntrese en juntar los omóplatos sin inclinarse hacia delante.

5. Exhale lentamente y suelte el apretón, dejando que los músculos del pecho se relajen.

Variante:

- Ajuste la presión sobre la pelota en función de su nivel de comodidad.

- Las personas con artritis o problemas en las manos pueden utilizar una pelota más blanda para reducir la resistencia. Aun así, lo mejor es consultar a un profesional sanitario, ya que realizar ejercicios con una afección preexistente puede agravar el problema.

Remo en silla

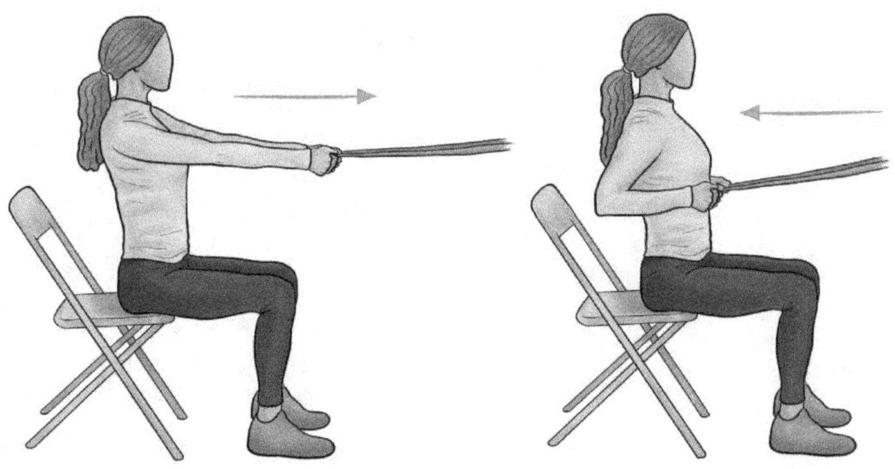

Remo en silla

Instrucciones:

1. Siéntese erguido en el borde de la silla, sujetando las bandas de resistencia o las pesas con los brazos extendidos delante de usted.

2. Asegúrese de que su espalda está en posición erguida y sus pies apoyados en el suelo.

Movimiento:

3. Inhale profundamente y eche los codos hacia atrás, apretando los omóplatos.

4. Mantenga las muñecas rectas y pegadas al cuerpo durante todo el movimiento.

5. Exhale lentamente y suelte, extendiendo los brazos de nuevo a la posición inicial con control.

Variante:

- Ajuste la tensión de la banda de resistencia en función de su nivel de fuerza.

- Para las personas con problemas de espalda, siéntese contra un respaldo para obtener un apoyo adicional.

Torsión en silla

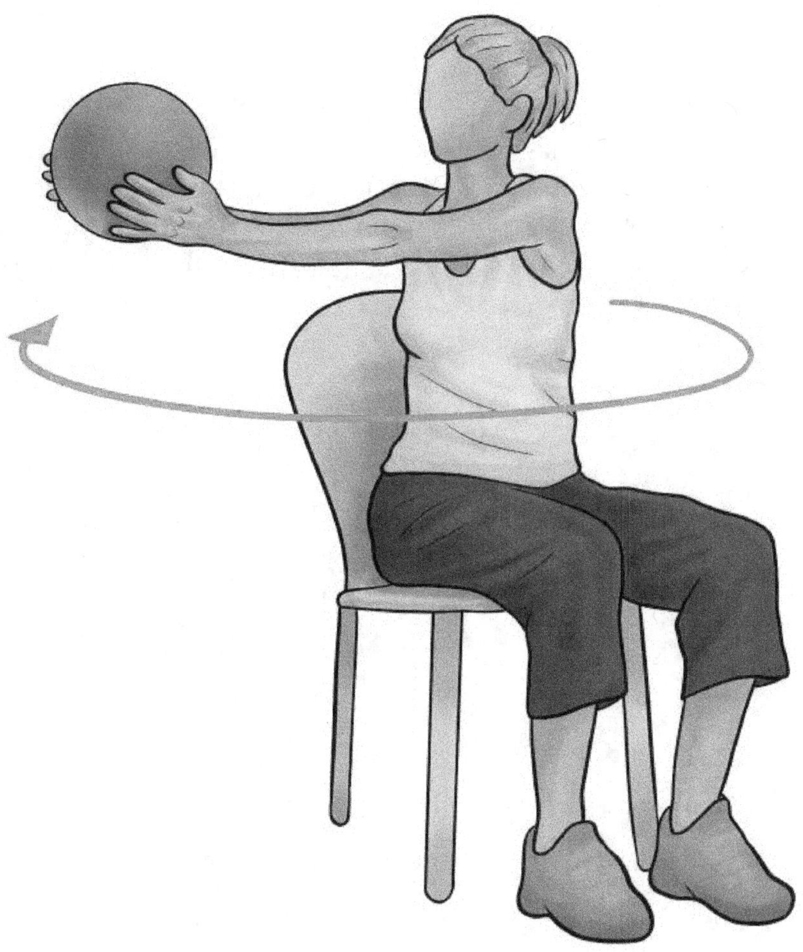

Torsión en silla

Instrucciones:

1. Siéntese con la espalda recta, sujetando un peso ligero o una pelota de fisioterapia con ambas manos a la altura del pecho.

2. Mantenga los pies pegados al suelo.

Movimiento:

3. Exhale lentamente y gire el torso hacia un lado, dejando que la cabeza siga el movimiento.

4. Inhale profundamente y vuelva al centro, manteniendo una buena postura.

5. Repita la torsión en el otro lado, sintiendo un suave estiramiento en el torso.

Variante:

- Aumente gradualmente el peso para mayor desafío.

- Para las personas con problemas de espalda, realice una torsión más suave, centrándose en la movilidad más que en la intensidad. Las torsiones y flexiones profundas de cintura no son recomendables para las personas que sufren artritis lumbar.

Curl de bíceps en silla

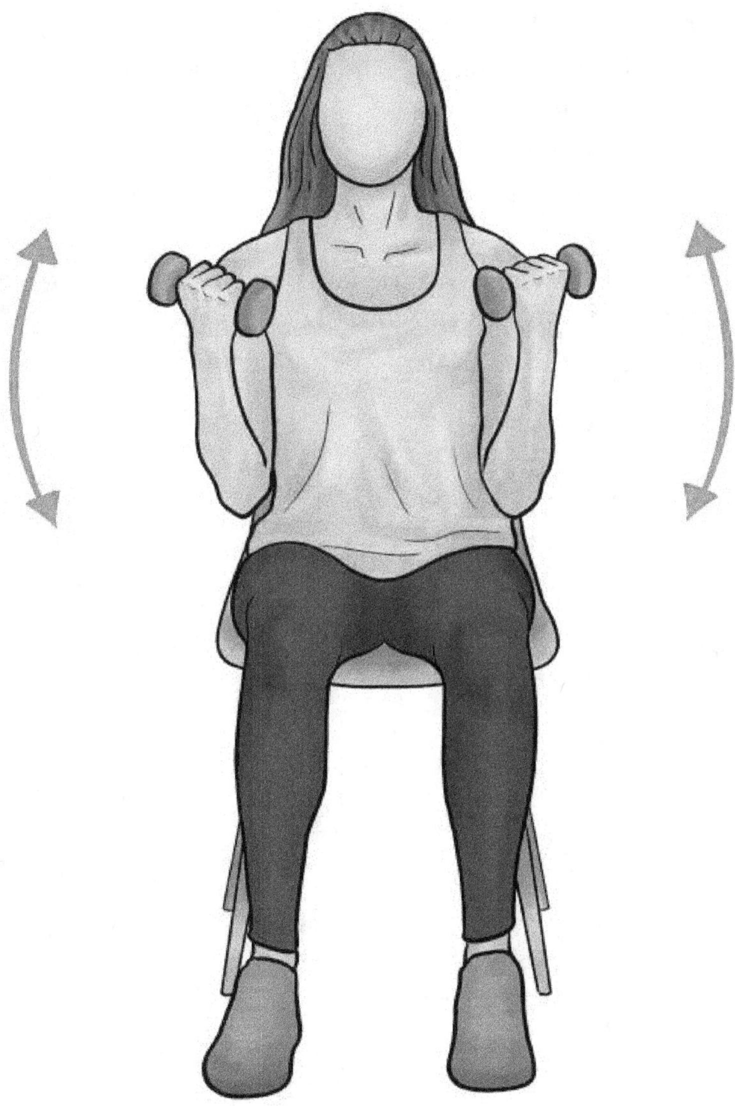

Curl de bíceps en silla

Instrucciones:

1. Siéntese con la espalda recta, sosteniendo una pesa en cada mano y las palmas hacia delante.

2. Mantenga los codos pegados al cuerpo y los pies apoyados en el suelo.

Movimiento:

3. Inhale profundamente y flexione las pesas hacia los hombros, contrayendo los bíceps.

4. Mantenga un movimiento controlado y deliberado, centrándose en el compromiso muscular.

5. Exhale lentamente y vuelva a bajar las pesas, manteniendo el movimiento suave.

Variante:

- Para una variación, realice curls de martillo manteniendo las palmas de las manos enfrentadas.

- Ajuste el peso a su nivel de fuerza.

Fondos de tríceps en silla

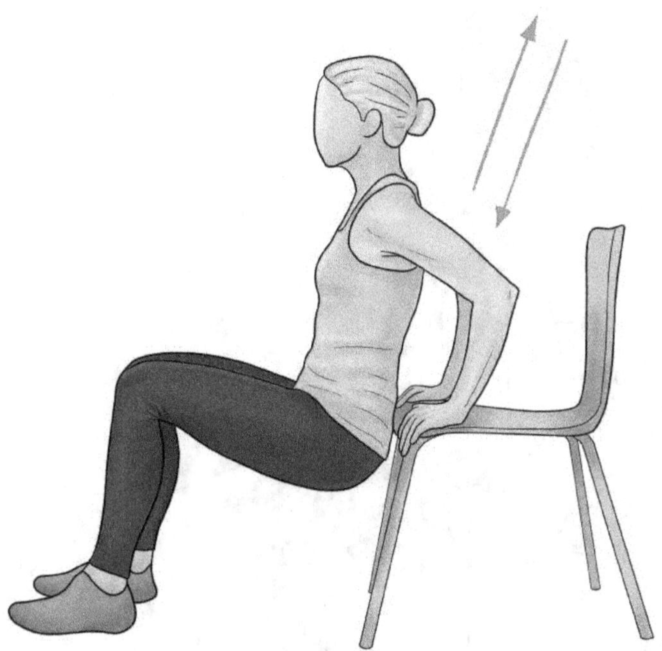

Fondos de tríceps en silla

Instrucciones:

1. Siéntese en el borde de la silla con las manos agarrando el borde delantero.

2. Deslice su trasero fuera de la silla, asegurándose de que sus pies están planos en el suelo y sus rodillas flexionadas.

Movimiento:

3. Inhale profundamente y doble los codos, bajando el cuerpo hacia el suelo.

4. Mantenga la espalda pegada a la silla y los codos apuntando hacia atrás.

5. Exhale lentamente y empuje a través de las palmas de las manos, estirando los brazos hacia atrás hasta la posición inicial.

Variante:

- Ajuste la distancia de sus pies a la silla para controlar la dificultad.

- Concéntrese en involucrar a sus tríceps durante todo el movimiento.

Elevación de piernas en silla

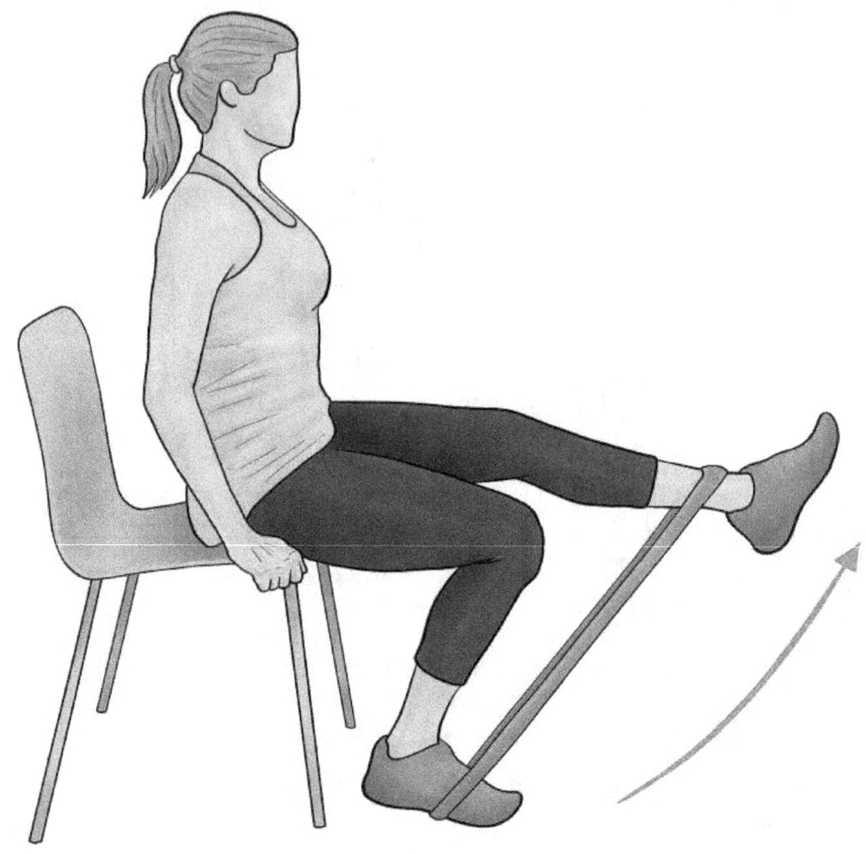

Elevación de piernas en silla

Instrucciones:

1. Siéntese erguido con la espalda recta y los pies apoyados en el suelo.

2. Para apoyarse, agárrese a los lados de la silla.

Movimiento:

3. Inhale profundamente y levante una pierna estirada delante de usted, involucrando su núcleo.

4. Mantenga la posición elevada durante unos segundos, sintiendo la contracción en los cuádriceps.

5. Exhale lentamente y vuelva a bajar la pierna, manteniendo el control.

Variante:

- Para mayores desafíos, incorpore pesas en los tobillos o bandas de resistencia.

- Asegúrese una estabilidad adecuada sujetándose a la silla o colocando las manos en las caderas.

- Las personas que sufran problemas de espalda deben consultar a un fisioterapeuta antes de realizar este ejercicio, ya que repercutirá en la zona lumbar (parte baja de la espalda).

Elevaciones laterales de piernas en silla

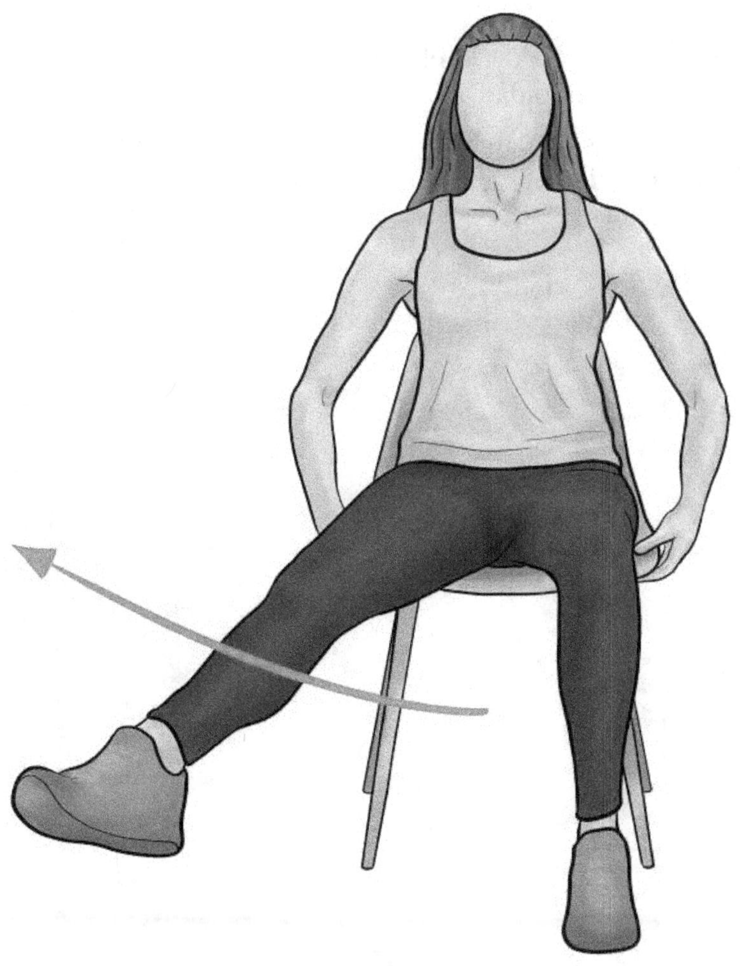

Elevaciones laterales de piernas en silla

Instrucciones:

1. Siéntese erguido con los pies apoyados en el suelo y las manos descansando sobre el regazo.

2. Active su núcleo para conseguir estabilidad.

Movimiento:

3. Inhale profundamente y levante una pierna hacia un lado, manteniéndola recta.

4. Mantenga la posición elevada un momento, sintiendo la presión en la parte externa del muslo.

5. Exhale lentamente y baje la pierna hasta la posición inicial.

Variante:

- Ajuste la altura de la elevación de las piernas en función de su nivel de comodidad.

- Concéntrese en mantener una buena postura y evite inclinarse hacia el lado contrario.

Extensiones de rodilla en silla

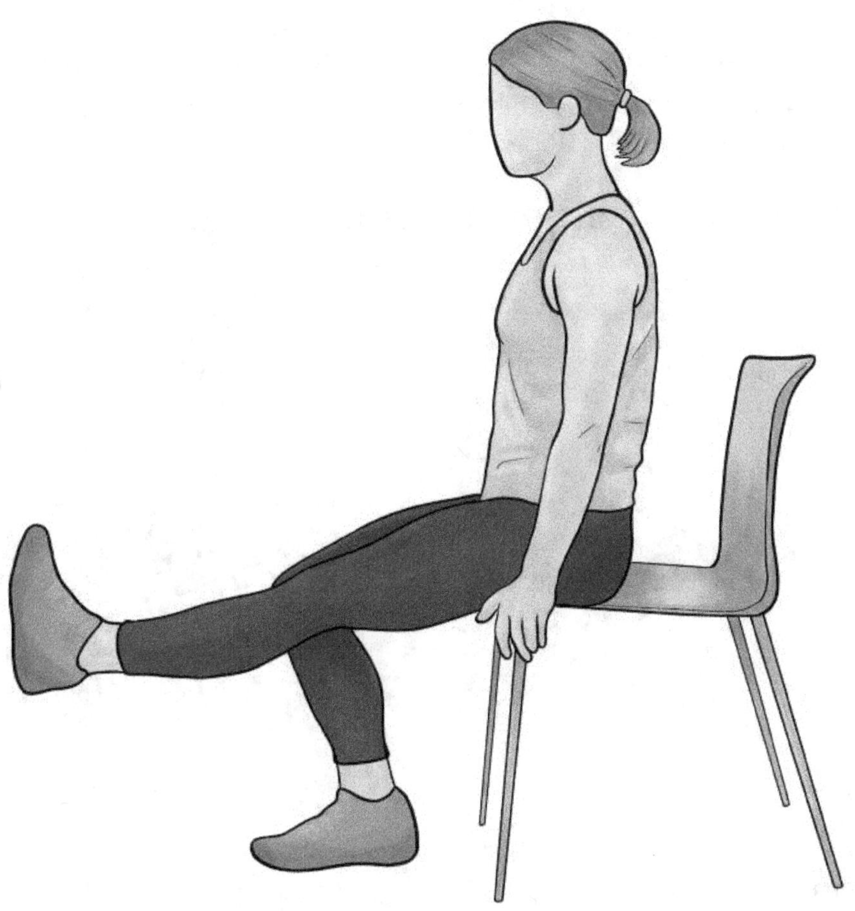

Extensiones de rodilla en silla

Instrucciones:

1. Siéntese erguido con la espalda recta y los pies apoyados en el suelo.

2. Para apoyarse, agárrese a los lados de la silla.

Movimiento:

3. Inhale profundamente y extienda una pierna estirada hacia delante, levantando el pie unos centímetros del suelo.

4. Active sus cuádriceps y mantenga la posición extendida durante un momento.

5. Exhale lentamente y vuelva a bajar la pierna, manteniendo el control.

Variante:

- Aumente la dificultad colocando un pequeño peso en el tobillo.
- Asegúrese la estabilidad sujetándose a la silla o colocando las manos en las caderas.

Toques de talón en silla

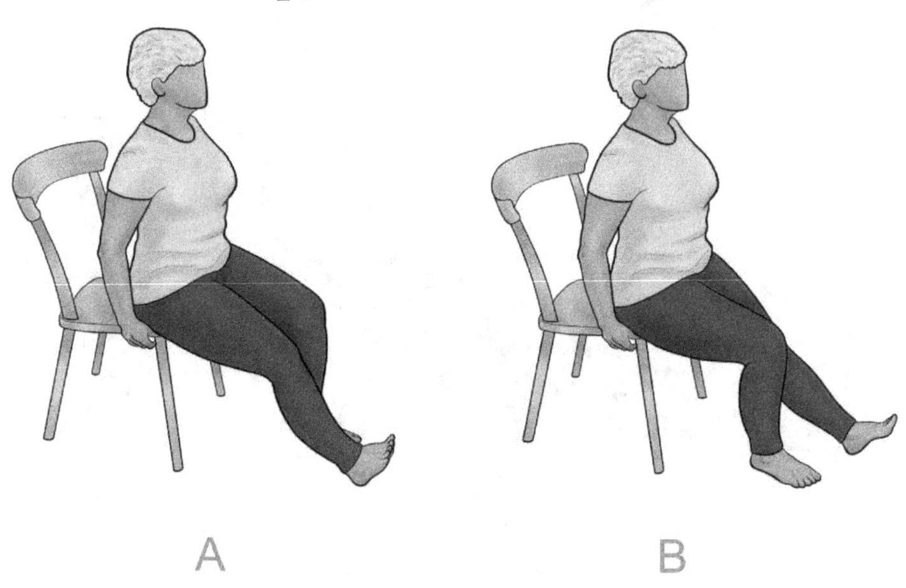

Toques de talón en silla

Instrucciones:

1. Siéntese con la espalda recta y los pies apoyados en el suelo.
2. Agárrese a los lados de la silla para mayor estabilidad.

Movimiento:

3. Inhale profundamente y levante un pie ligeramente del suelo.
4. Toque el suelo con el talón, alternando cada pie.
5. Mantenga el movimiento controlado y rítmico.

Variante:

- Aumente la velocidad para un elemento cardiovascular.
- Concéntrese en mantener la estabilidad y los movimientos de toque controlados.

Marcha en silla

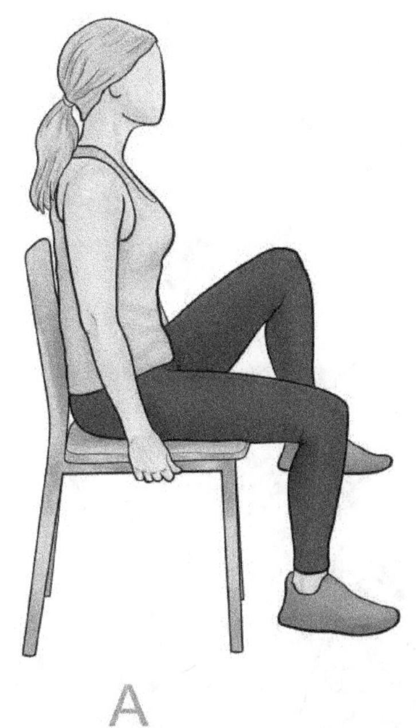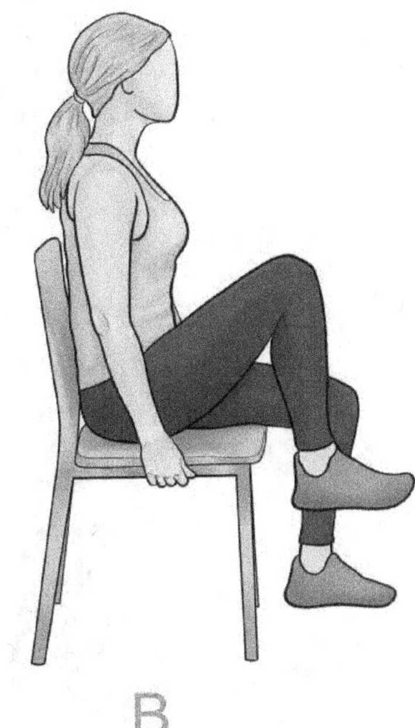

Marcha en silla

Instrucciones:

1. Siéntese erguido con la espalda recta y los pies apoyados en el suelo.

2. Para apoyarse, agárrese a los lados de la silla.

Movimiento:

3. Inhale profundamente y levante una rodilla hacia el pecho.

4. Baje la pierna levantada mientras levanta simultáneamente la otra rodilla en un movimiento de marcha.

5. Continúe alternando cada pierna de forma controlada y rítmica.

Variante:

- Levante más las rodillas para aumentar la intensidad.

- Concéntrese en involucrar a su núcleo y mantener la estabilidad durante todo el movimiento.

Estiramiento del torso en silla

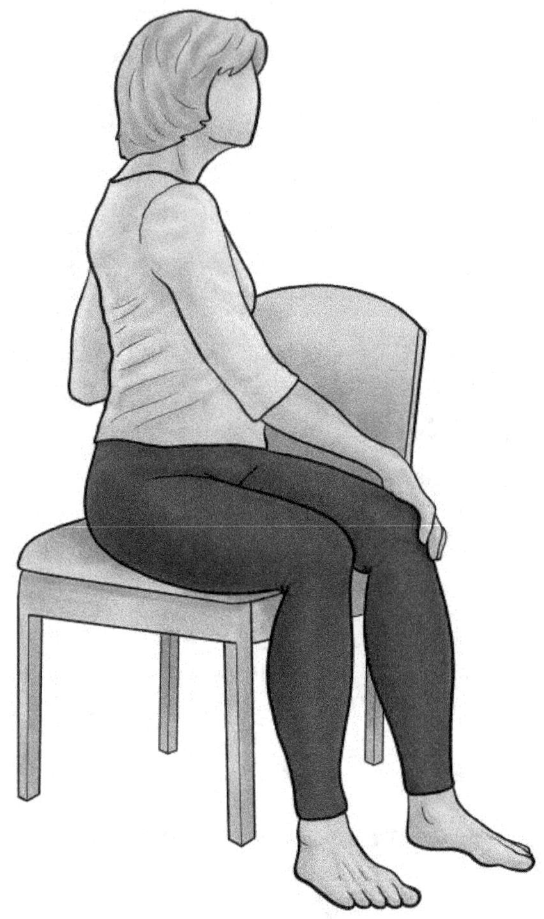

Estiramiento del torso en silla

Instrucciones:

1. Siéntese erguido con los pies apoyados en el suelo.

2. Coloque una mano en la rodilla opuesta, asegurándose de que su espalda está recta.

Movimiento:

3. Inhale profundamente y gire el torso hacia un lado, utilizando la mano en la rodilla para guiar el movimiento.

4. Mantenga el estiramiento de 15 a 30 segundos, sintiendo una suave rotación en la columna vertebral.

5. Exhale lentamente y vuelva al centro.

6. Repita el estiramiento en el otro lado.

Variante:

- Ajuste la intensidad del estiramiento girando más o menos.

- Asegúrese de mantener la espalda recta y de controlar el movimiento.

Elevación de rodillas en posición sentada

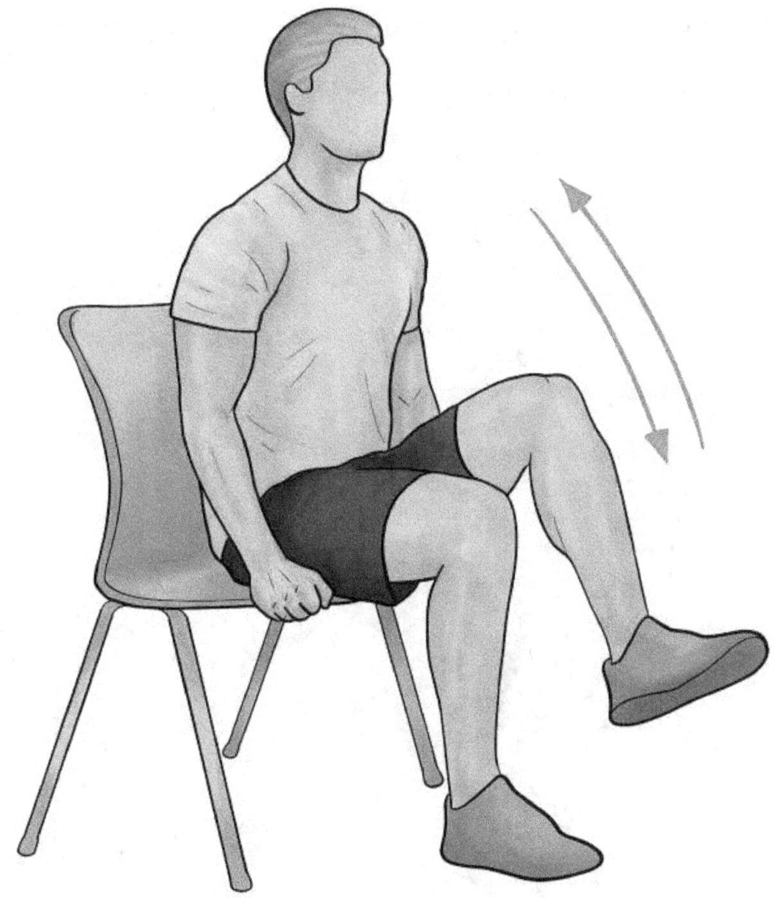

Elevación de rodillas en posición sentada

Instrucciones:

1. Siéntese con la espalda recta y los pies apoyados en el suelo.

2. Agárrese a los lados de la silla para mayor estabilidad.

Movimiento:

3. Inhale profundamente y levante una rodilla hacia el pecho.

4. Cambie rápidamente a la otra rodilla, creando un movimiento de marcha con una mayor elevación de la rodilla.

5. Continúe alternando cada rodilla de forma controlada y rítmica.

Variante:

- Aumente la velocidad para un mayor impacto cardiovascular.

- Concéntrese en mantener la estabilidad y los movimientos controlados de las rodillas elevadas.

Rotación de tobillos en silla

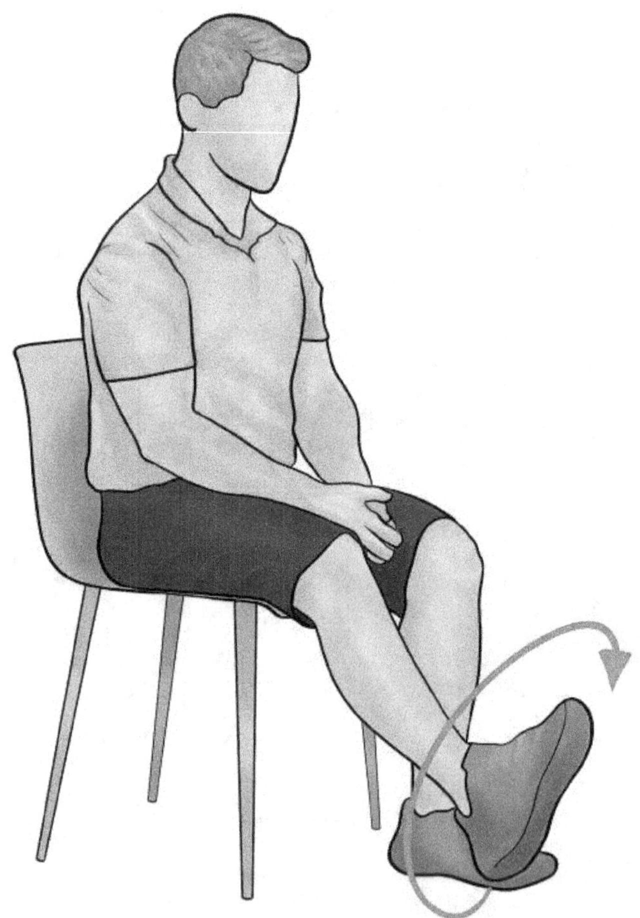

Rotación de tobillos en silla

Instrucciones:

1. Siéntese erguido con los pies apoyados en el suelo.
2. Levante un pie y gire el tobillo con un movimiento circular.

Movimiento:

3. Inhale profundamente y realice la rotación del tobillo en el sentido de las agujas del reloj.
4. Sienta el estiramiento y el movimiento en la articulación del tobillo.
5. Exhale lentamente y cambie a rotaciones del tobillo en sentido contrario a las agujas del reloj.
6. Realice el movimiento en ambas direcciones para cada tobillo.

Variante:

- Ajuste el tamaño de las rotaciones del tobillo en función de su nivel de comodidad.
- Asegúrese de realizar un movimiento suave y controlado durante toda la rotación del tobillo.

Integrar estos ejercicios de silla en su rutina habitual de ejercicios puede aumentar significativamente su bienestar. He aquí una hoja de ruta concisa para incorporar estos ejercicios a un programa equilibrado y eficaz:

Calentamiento

Puede empezar con un calentamiento suave para aumentar el flujo sanguíneo y preparar el cuerpo para el ejercicio. Considere la posibilidad de incorporar marchas en silla, rotación de los tobillos y estiramientos del torso. Realice cada movimiento durante 5 a 10 minutos para elevar gradualmente el ritmo cardíaco y relajar las articulaciones. Además de estos ejercicios, puede realizar cualquier ejercicio de calentamiento que desee.

Entrenamiento de fuerza

Como parte de su rutina de entrenamiento de fuerza, incluya ejercicios en silla dirigidos a la parte superior del cuerpo, como elevaciones de brazos en silla, press de hombros en silla, press de pecho en silla, remo en silla y curl de bíceps en silla. Intente hacer de 2 a 3 series de 10 a 15 repeticiones para cada ejercicio. Ajuste el peso o la resistencia para desafiarse a sí mismo sin comprometer su control.

Ejercicio cardiovascular

Debería considerar la posibilidad de añadir ejercicios sentados que impliquen movimientos dinámicos, como rodillas altas sentadas y marchas sentadas, para mejorar su salud cardiovascular. Realice estos ejercicios a una intensidad moderada durante 15 a 30 minutos para mejorar la salud y la resistencia del corazón.

Flexibilidad y movilidad

Incluya estiramientos sentados como el estiramiento del torso en silla para mejorar la flexibilidad y mantener la salud de las articulaciones. Al final de su rutina, realice estiramientos estáticos, manteniendo cada estiramiento de 15 a 30 segundos. Recuerde centrarse en los principales grupos musculares, incluidos los hombros, el pecho y las piernas.

Equilibrio y estabilidad

Añada elevaciones de piernas en silla, elevaciones laterales de piernas y extensiones de rodillas para mejorar el equilibrio y la estabilidad durante el movimiento. Además de implicar a los músculos de las piernas, estos ejercicios también implican a los músculos centrales de la espalda para mejorar el control. Inclúyalos de 2 a 3 veces por semana, con el objetivo de realizar de 2 a 3 series de 10 a 15 repeticiones para cada ejercicio relacionado con las piernas.

Enfriamiento

Termine su rutina con un enfriamiento para bajar el ritmo cardíaco y favorecer la relajación. Realice estiramientos suaves sentado, como los rollos de tobillo sentado y las extensiones de rodilla sentado, para aliviar la tensión y prevenir la rigidez muscular.

Frecuencia y progresión

Comience con dos o tres sesiones por semana, aumentando gradualmente la frecuencia a medida que mejore su forma física. A medida que se sienta más cómodo con los ejercicios, considere la posibilidad de progresar aumentando el número de series, repeticiones o resistencia. Escuche a su cuerpo, y si experimenta alguna molestia, ajuste la intensidad o consulte con un profesional del fitness.

Días de descanso

Incorpore días de descanso a su rutina para dar tiempo a su cuerpo a recuperarse. En estos días, céntrese en actividades ligeras como caminar o estiramientos suaves para favorecer la circulación y la flexibilidad.

Consulta con un profesional sanitario

Antes de comenzar cualquier nueva rutina de ejercicios, especialmente para las personas mayores o con problemas de salud preexistentes, consulte a su proveedor de atención sanitaria. Ellos pueden proporcionarle una orientación personalizada basada en su estado de salud y asegurarse de que los ejercicios son seguros y adecuados para usted.

Beneficios a largo plazo

Mantener la fuerza de la parte superior del cuerpo mediante el ejercicio regular produce multitud de beneficios a largo plazo que contribuyen al bienestar y la independencia. He aquí algunas ventajas clave:

Mayor independencia funcional

Ya sabe que una mayor fuerza de la parte superior del cuerpo permite realizar mejor las actividades cotidianas como levantar la compra, alcanzar objetos y mantener una buena postura. La capacidad de realizar de forma independiente tareas rutinarias aumenta la calidad de vida en general y mejora la autosuficiencia.

Reducción del riesgo de caídas

Una parte superior del cuerpo fuerte favorece un mejor equilibrio y estabilidad, reduciendo el riesgo de caídas, lo que es crucial para cualquier persona propensa a sufrir accidentes.

Salud articular y flexibilidad

Fortalecer los músculos que rodean los hombros, los brazos y la parte superior de la espalda sirve de apoyo a las articulaciones, reduciendo el riesgo de problemas articulares. Estará mejorando la flexibilidad con estos ejercicios, ayudando al mantenimiento de un rango completo de movimiento.

Salud ósea

Los ejercicios con pesas para la parte superior del cuerpo, especialmente los que implican resistencia, contribuyen a la densidad ósea, reduciendo el riesgo de osteoporosis.

Tratamiento del dolor

Fortalecer la parte superior de la espalda y los hombros favorece una mejor postura, lo que puede aliviar el dolor crónico asociado a una mala alineación. Unos músculos fuertes en la parte superior del cuerpo pueden reducir la tensión en el cuello y los hombros, aliviando las molestias y mejorando el confort general.

Salud cardiovascular

Realizar ejercicios que eleven el ritmo cardiaco, como la marcha en silla o las elevaciones de rodilla mejora la salud cardiovascular, reduciendo el riesgo de problemas relacionados con el corazón.

Estado de ánimo y salud mental

El ejercicio, incluido el entrenamiento de fuerza de la parte superior del cuerpo, desencadena la liberación de endorfinas, promoviendo un estado de ánimo positivo y reduciendo el riesgo de depresión y ansiedad. La actividad física regular se ha relacionado con beneficios cognitivos, contribuyendo a la salud cerebral a largo plazo.

Control del peso

Gasto calórico: El entrenamiento de fuerza, incluso para la parte superior del cuerpo, contribuye a aumentar la masa muscular, lo que, a su vez, mejora el metabolismo y favorece el control del peso.

Compromiso social

Actividades en grupo: Participar en clases de ejercicio en grupo o en programas de fitness comunitarios puede fomentar las conexiones sociales, reducir los sentimientos de aislamiento y promover el bienestar mental.

Longevidad y vitalidad

Envejecimiento saludable: Mantener la fuerza de la parte superior del cuerpo es un componente clave del envejecimiento saludable, que permite a las personas llevar una vida activa y plena hasta bien entrada la vejez.

Adaptabilidad a los cambios del envejecimiento

Mantener la función: A medida que el cuerpo experimenta de forma natural cambios relacionados con la edad, tener una parte superior del cuerpo fuerte ayuda a adaptarse a estos cambios, garantizando una funcionalidad e independencia continuas.

Los beneficios a largo plazo de mantener la fuerza de la parte superior del cuerpo van más allá de la forma física. Abarcan el bienestar mental, el compromiso social y la capacidad de adaptarse a los retos del envejecimiento, contribuyendo en última instancia a una vida más sana y satisfactoria. El ejercicio regular, combinado con un estilo de vida equilibrado, es una poderosa herramienta para promover la longevidad y la vitalidad en general.

Capítulo 4: Potenciación de la parte inferior del cuerpo

Los ejercicios de la parte inferior del cuerpo son cruciales para las personas mayores, ya que contribuyen significativamente a la salud general y a la independencia. La masa muscular tiende a disminuir a medida que los individuos envejecen, lo que reduce la fuerza y la estabilidad. Los ejercicios para la parte inferior del cuerpo, como las sentadillas, las zancadas y los press de piernas, ayudan a contrarrestar esta pérdida muscular, mejorando el equilibrio y previniendo las caídas. Además, estos ejercicios mejoran la flexibilidad de las articulaciones y la densidad ósea, reduciendo el riesgo de fracturas y osteoporosis. Los ejercicios para la parte inferior del cuerpo también favorecen una mejor circulación, ayudando a la salud cardiovascular. Incorporar ejercicios para la parte inferior del cuerpo a una rutina de ejercicios para las personas mayores fomenta el bienestar físico, favorece las actividades cotidianas y preserva el sentido de la autonomía.

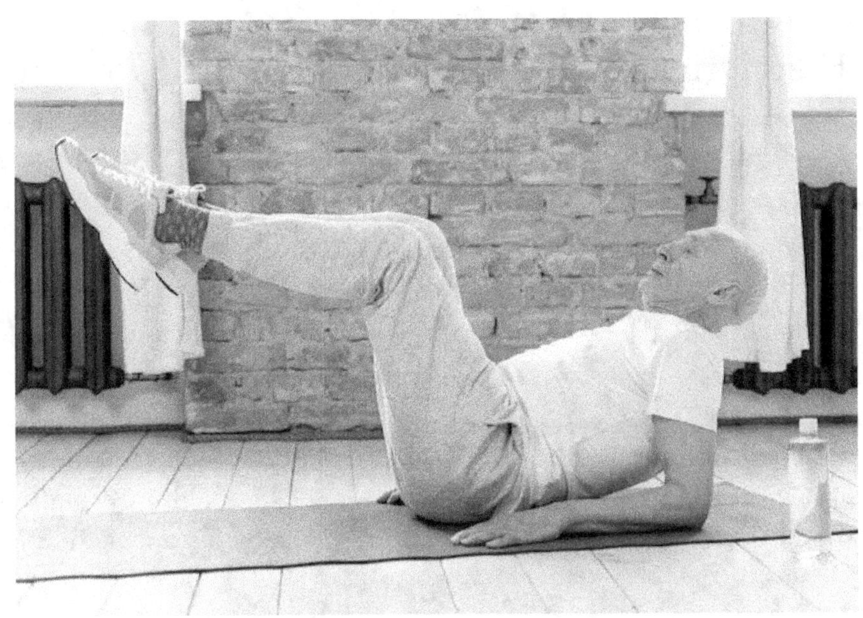

Los ejercicios de la parte inferior del cuerpo son cruciales para las personas mayores, ya que contribuyen significativamente a la salud general y a la independencia[12]

Los ejercicios de la parte inferior del cuerpo son especialmente vitales para las personas mayores debido a su papel fundamental en el mantenimiento de la estabilidad y la movilidad. A medida que las personas envejecen, se produce un descenso natural de la masa y la fuerza muscular, especialmente en las extremidades inferiores. Fortalecer la parte inferior del cuerpo mediante ejercicios como las sentadillas y las estocadas ayuda a mejorar el equilibrio, evitar las caídas y aumentar la estabilidad general. Además, estos ejercicios contribuyen a mejorar la flexibilidad de las articulaciones, favoreciendo movimientos suaves y controlados. Al centrarse en la parte inferior del cuerpo, las personas mayores pueden fomentar la fuerza muscular necesaria para las actividades cotidianas, como caminar y subir escaleras, promoviendo así la independencia y preservando un alto nivel de movilidad. Dar prioridad a los ejercicios de la parte inferior del cuerpo es clave para mantener un estilo de vida sano y activo en la tercera edad.

Ejercicios en silla para la parte inferior del cuerpo

Sentadillas en silla

1. Comience sentado con los pies separados a la anchura de las caderas y apoyados en el suelo.

2. Póngase de pie extendiendo las caderas y las rodillas.

3. Vuelva a bajar a la posición sentada con un movimiento controlado.

Variación/Modificación:

Sujete los reposabrazos de la silla mientras se levanta y se sienta para obtener un mayor apoyo. Para intensificarlo, pruebe a ponerse de pie sin utilizar los reposabrazos o añada una breve pausa en la posición de pie.

Extensiones de piernas en silla

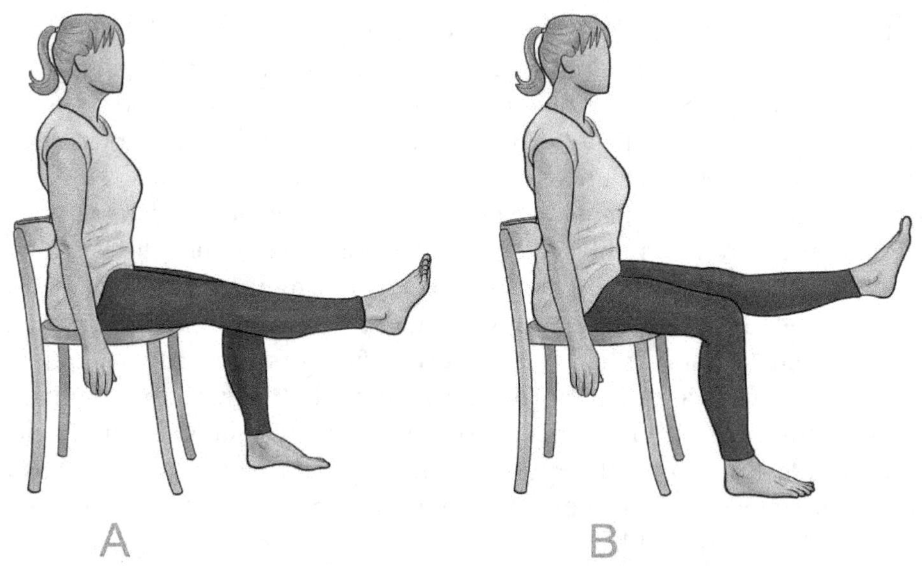

Extensiones de piernas en silla

1. Siéntese erguido con ambos pies apoyados en el suelo.

2. Levante una pierna hacia delante y bájela de nuevo.

3. Realice un movimiento controlado y active su núcleo para conseguir estabilidad.

Variación/Modificación:

Para aumentar la dificultad, realice las extensiones de piernas simultáneamente con ambas piernas. Añada pesas en los tobillos para mayor resistencia. Si es necesario, utilice una silla con reposabrazos para mantener el equilibrio.

Claqué en silla

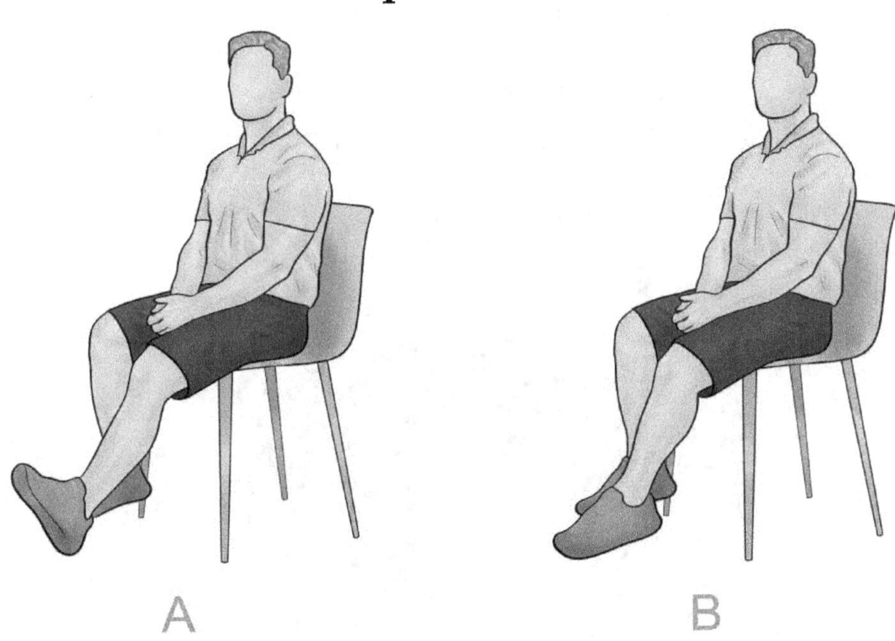

Claqué en silla

1. Siéntese cómodamente con la espalda recta.

2. Golpee el suelo con los pies alternativamente, como en un baile de claqué.

3. Aumente gradualmente el ritmo para un entrenamiento más dinámico.

Variación/Modificación:

Eleve más las rodillas durante los golpecitos para implicar al núcleo y aumentar la dificultad. Realice los golpecitos a un ritmo más lento para reducir el impacto.

Toque de puntera en silla

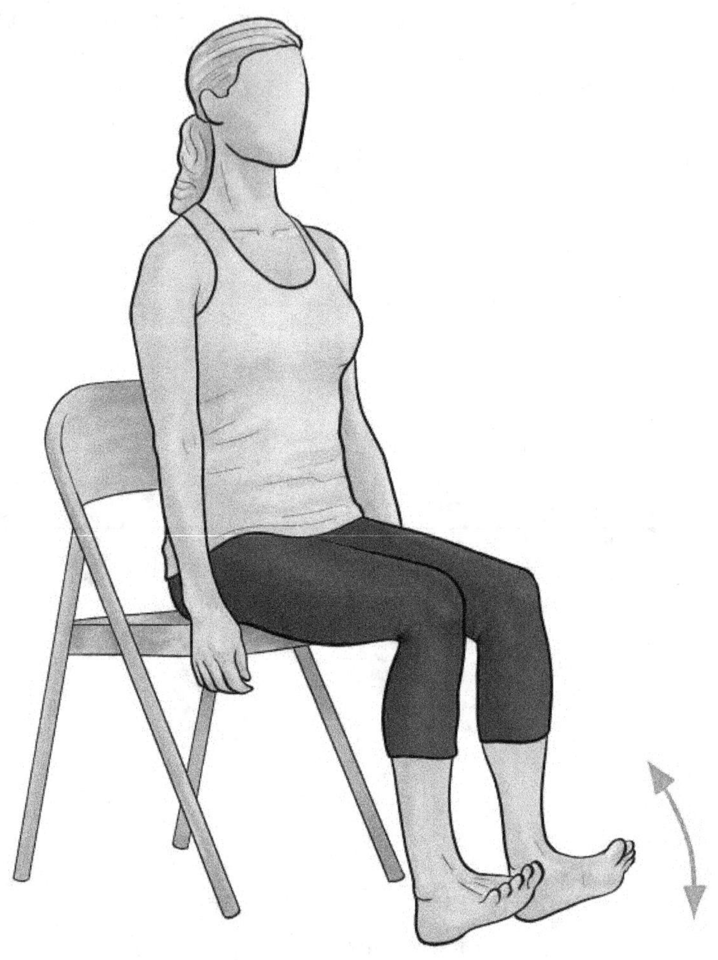

Toque de puntera en silla

1. Siéntese con los pies apoyados en el suelo.

2. Toque el suelo con los dedos de los pies, levantando ligeramente los talones.

3. Aumente gradualmente la velocidad de los toques con los dedos.

Variación/Modificación:

Levante más las rodillas durante los toques con los dedos de los pies para intensificar el ejercicio. Si es necesario, realícelo a un ritmo más lento para reducir la intensidad.

Elevaciones laterales de piernas sentado

1. Siéntese en el borde de la silla con la espalda recta.

2. Levante una pierna hacia un lado y luego bájela de nuevo con un movimiento controlado.

Variación/Modificación:

Para un reto adicional, utilice una banda de resistencia alrededor de los muslos. Agárrese a la silla para apoyarse si es necesario.

Elevaciones de talones en silla

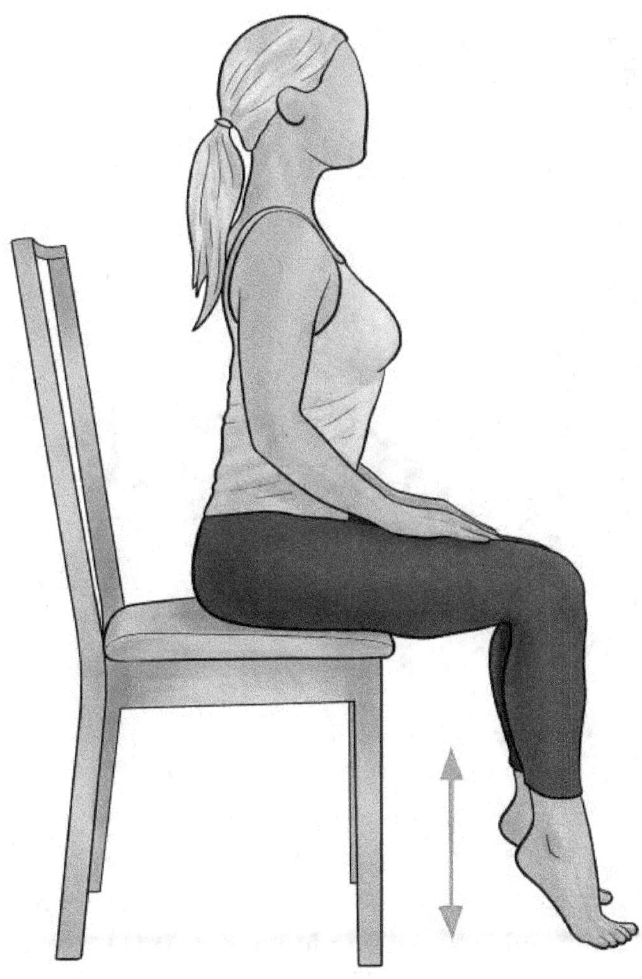

Elevaciones de talones en silla

1. Siéntese erguido con la espalda recta.

2. Levante los talones del suelo, asegurando un movimiento controlado.

3. Vuelva a bajar los talones con control.

Variación/Modificación:

Añada pesas en los tobillos para aumentar la resistencia. Agárrese a la silla para mantener el equilibrio o realice elevaciones de talón en silla con un pie cada vez para mejorar la estabilidad.

Cruces de piernas en silla

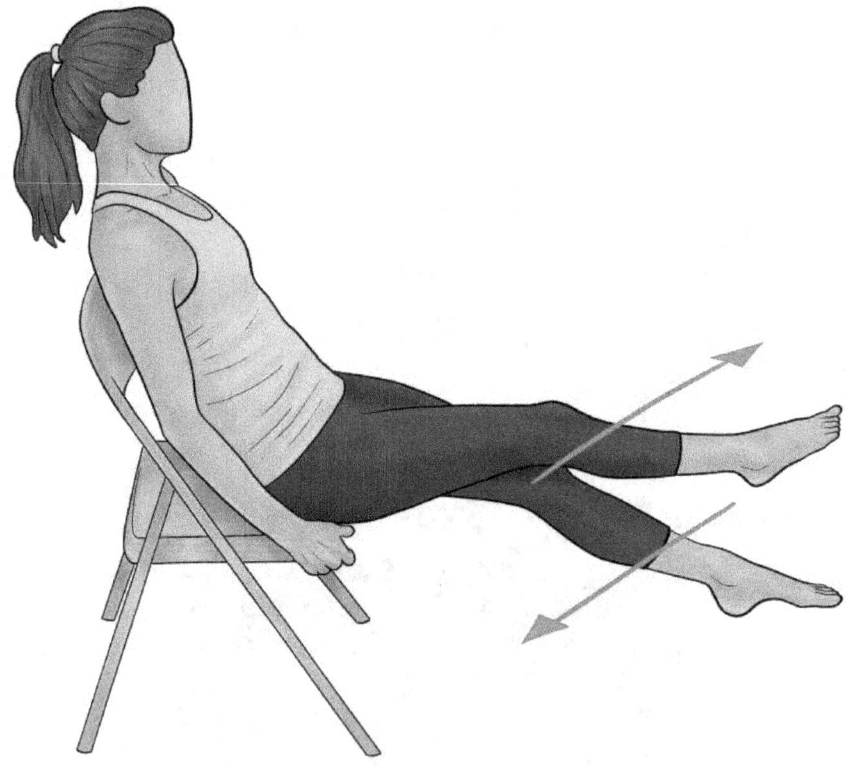

Cruces de piernas en silla

1. Siéntese erguido con la espalda recta.

2. Cruce una pierna sobre la otra por los tobillos y luego descrúcelas.

3. Alterne cruzando y descruzando las piernas.

Variación/Modificación:

Añada una torsión suave en la parte superior del cuerpo para implicar más al núcleo. Para quienes necesiten menos dificultad, realice los cruces de piernas más despacio.

Torsión del torso en silla

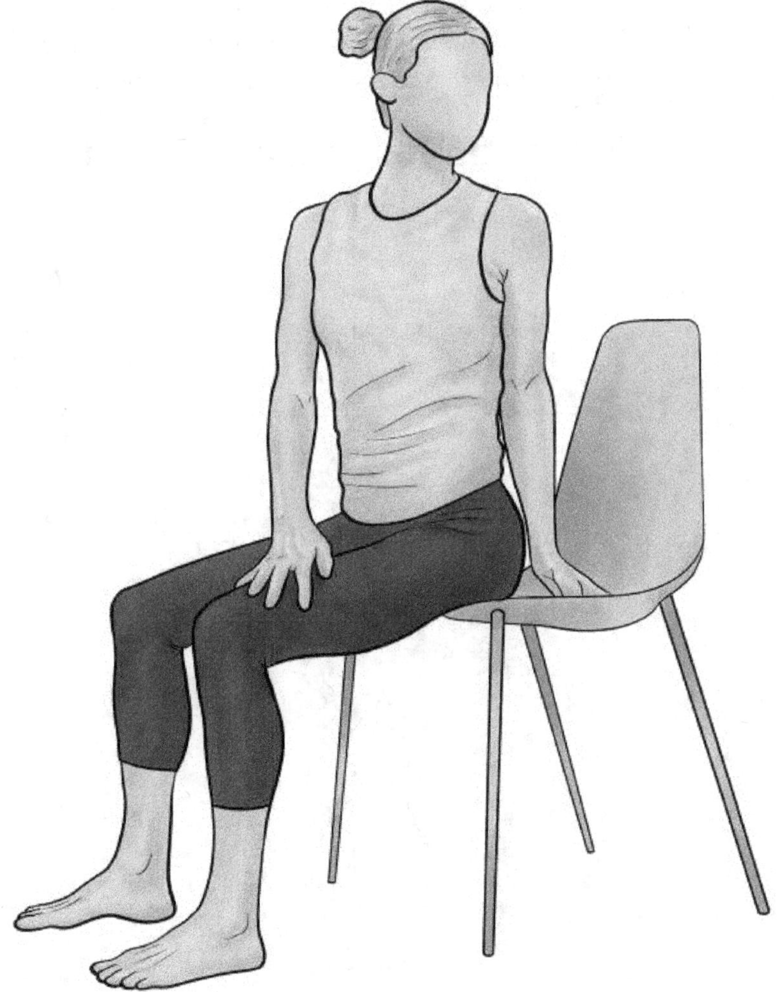

Torsión del torso en silla

1. Comience en posición erguida, sentado en el borde de la silla, con los pies apoyados en el suelo.

2. Active su núcleo y mantenga la espalda recta.

---

3. Gire lentamente el torso hacia la derecha, llevando la mano derecha al respaldo de la silla y la izquierda a través del cuerpo.

4. Mantenga la torsión un momento, sintiendo un suave estiramiento.

5. Vuelva al centro y repita el giro hacia la izquierda.

Variación/Modificación:

Sujete un objeto ligero con ambas manos durante las torsiones para aumentar la dificultad. Para una modificación más suave, realice los giros a un ritmo más lento y con menos amplitud de movimiento.

Círculos con los brazos en silla

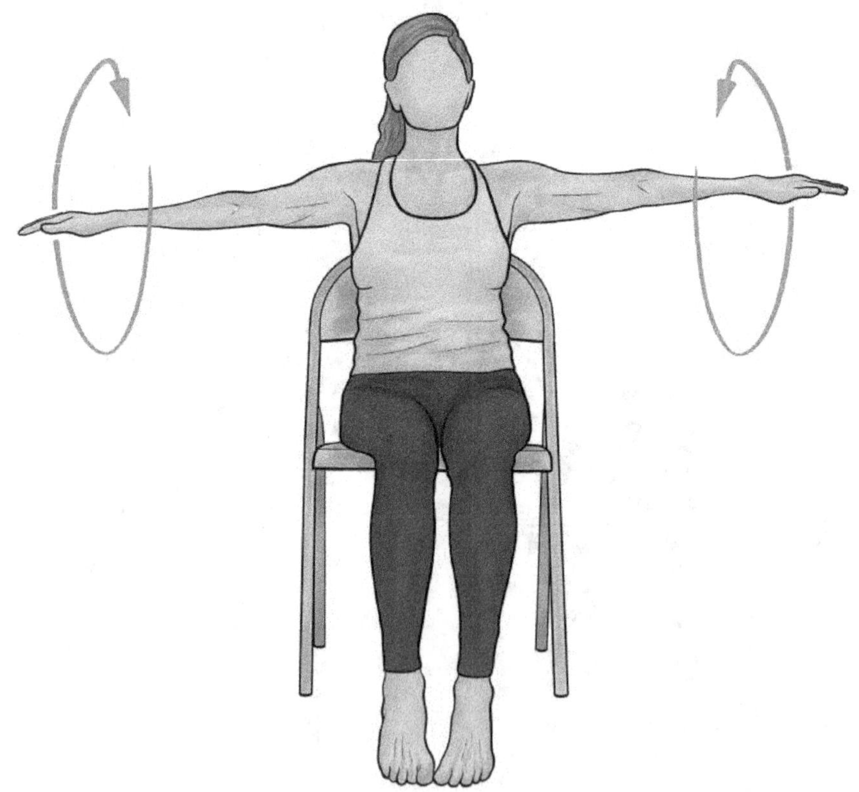

Círculos con los brazos en silla

1. Siéntese erguido con los brazos extendidos a los lados y las palmas de las manos hacia abajo.

2. Inicie pequeños movimientos circulares con los brazos, primero en el sentido de las agujas del reloj y luego en sentido contrario.

3. Realice un movimiento controlado y deliberado, centrándose en el compromiso de los músculos de los hombros.

4. Invierta la dirección de los círculos después de completar una serie.

Variación/Modificación:

Para mayor resistencia, sujete unas pesas ligeras en cada mano. Ajuste el tamaño de los círculos en función de su comodidad y nivel de forma física.

Encogimiento de hombros en silla

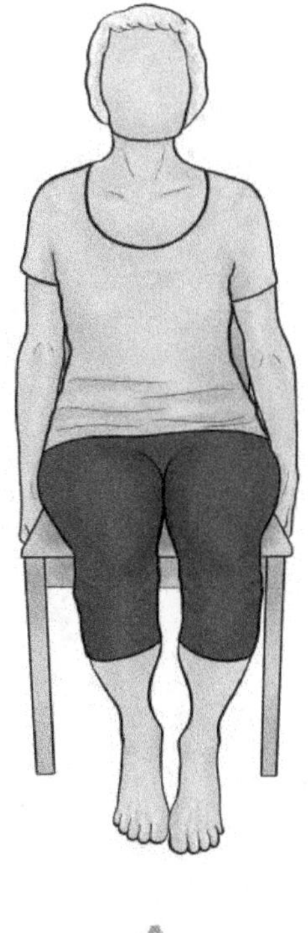
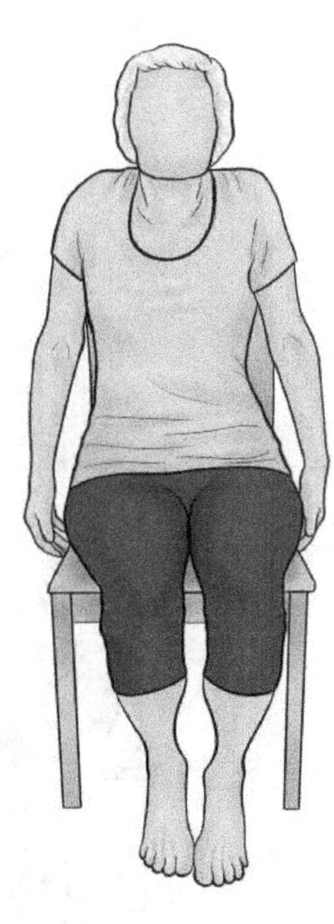

Encogimiento de hombros en silla

1. Siéntese erguido con los brazos a los lados y las palmas de las manos hacia dentro.

2. Eleve ambos hombros hacia las orejas de forma controlada.

3. Mantenga el encogimiento de hombros brevemente, sintiendo la contracción en los músculos del hombro.

4.   Baje los hombros hasta la posición inicial.

Variación/Modificación:

Intensifique el ejercicio sujetando objetos ligeros o botellas de agua en cada mano. Realice los encogimientos de hombros a un ritmo más lento para un enfoque más suave.

Flexiones laterales en silla

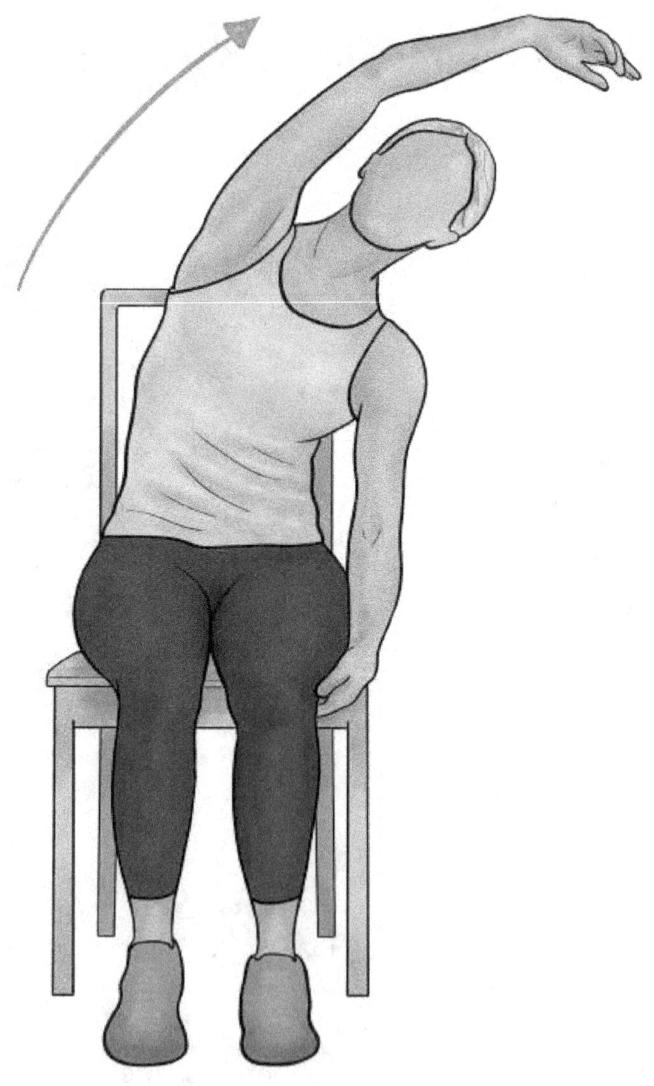

Flexiones laterales en silla

1. Siéntese con los pies planos, la espalda recta y las manos en las caderas.

2. Inhale e inclínese hacia la derecha, asegurando un movimiento suave y controlado.

3. Mantenga el estiramiento un momento, sintiendo la elongación a lo largo del lado izquierdo de su torso.

4. Exhale y vuelva a la posición vertical. Repita la flexión hacia la izquierda.

Variación/Modificación:

Si es necesario, sujétese a la silla para obtener un apoyo adicional. Ajuste la amplitud de movimiento en función de su flexibilidad y comodidad.

Press de pecho en silla

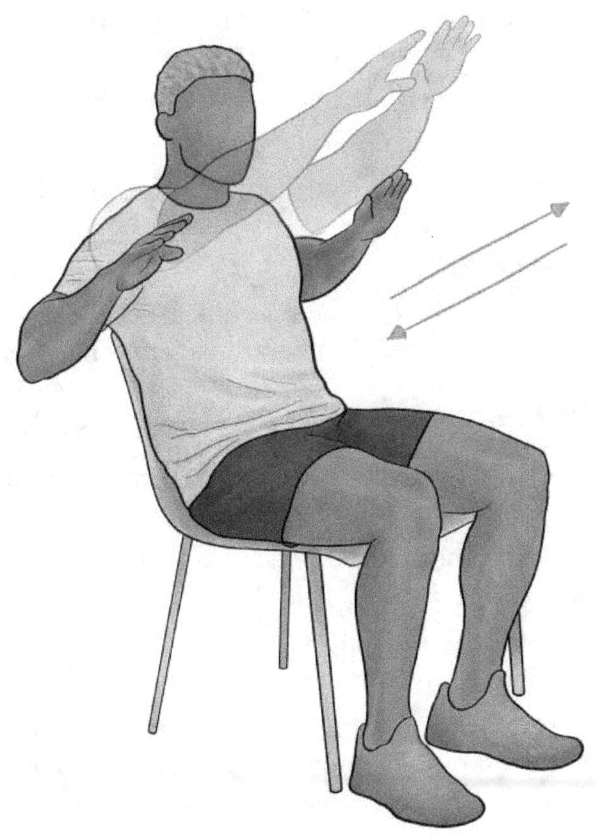

Press de pecho en silla

1. Siéntese en el borde de la silla con los pies planos y la espalda recta.

2. Extienda ambos brazos hacia delante a la altura de los hombros, con las palmas frente a frente.

3. Lleve los brazos hacia atrás, hacia el pecho, apretando los músculos pectorales.

4. Asegúrese de realizar un movimiento controlado y deliberado durante todo el ejercicio.

Variación/Modificación:

Aumente la resistencia utilizando bandas de resistencia o sujetando pesas ligeras en cada mano. Ajuste la velocidad del press de pecho para controlar la intensidad.

Fondos de tríceps en silla

1. Siéntese en el borde de la silla, con las manos agarrando el asiento y los dedos apuntando hacia delante.

2. Levante las caderas de la silla, moviéndolas hacia delante.

3. Doble los codos, bajando las caderas hacia el suelo.

4. Empuje con las palmas de las manos para volver a la posición inicial.

Variación/Modificación:

Flexione las rodillas para reducir la dificultad. Realice los fondos de tríceps a un ritmo más lento para un entrenamiento más controlado.

Elevación de rodillas en silla

1. Siéntese erguido con la espalda recta y las manos apoyadas en los laterales de la silla.

2. Levante las rodillas hacia el pecho alternativamente de forma enérgica.

3. Active su núcleo y mantenga una postura erguida.

Variación/Modificación:

Agárrese a la silla para mantener el equilibrio y el apoyo. Aumente la velocidad para un entrenamiento cardiovascular más intenso o realice elevaciones de rodilla a un ritmo más lento para un ejercicio más suave.

Estiramiento de los flexores de la cadera en silla

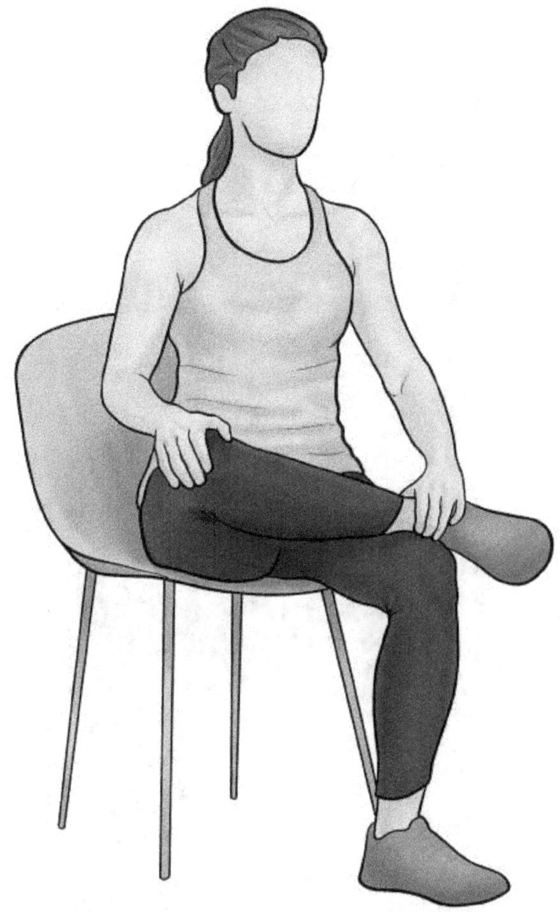

Estiramiento de los flexores de la cadera en silla

1. Siéntese erguido con los pies apoyados en el suelo.

2. Cruce el tobillo derecho sobre la rodilla izquierda.

3. Presione hacia abajo la rodilla cruzada, sintiendo un estiramiento en la cadera derecha.

4. Mantenga el estiramiento, asegurándose una posición cómoda y controlada.

Variación/Modificación:

Ajuste la presión en función de su comodidad. Pase a estirar la cadera izquierda cruzando el tobillo izquierdo sobre la rodilla derecha.

Círculos con los tobillos en silla

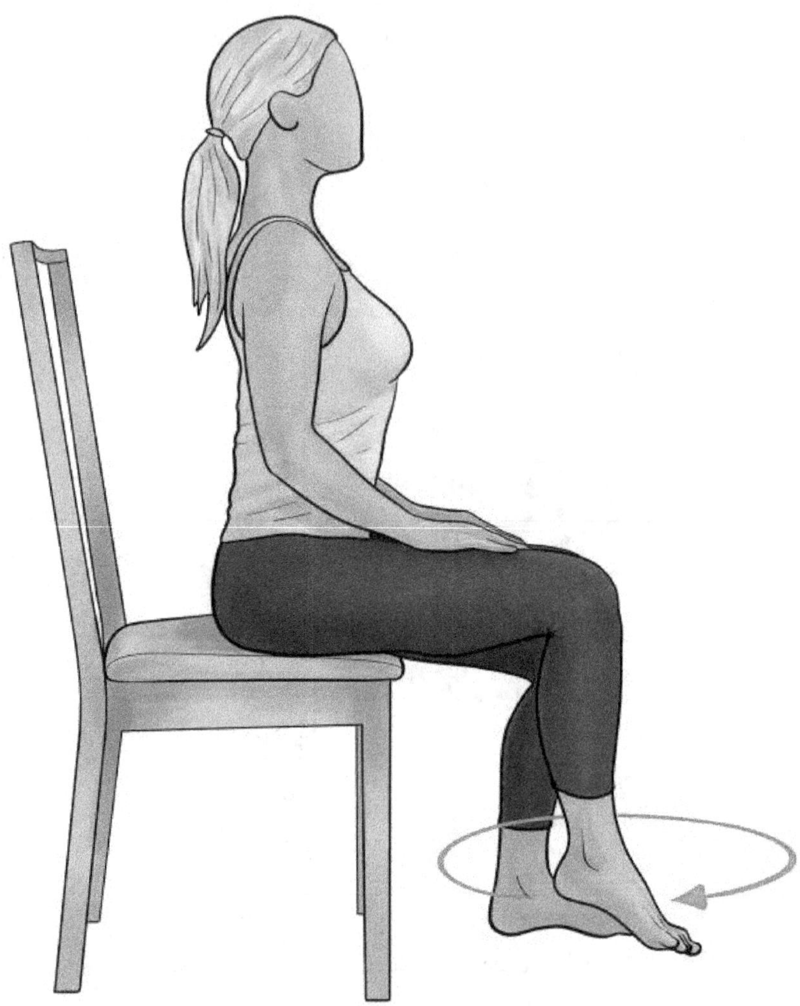

Círculos con los tobillos en silla

1. Levante un pie y gire el tobillo en el sentido de las agujas del reloj y luego en sentido contrario.

2. Cambie al otro pie y repita los círculos con los tobillos.

Variación/Modificación:

Realice círculos con los tobillos en ambas direcciones. Dependiendo de la comodidad personal, este ejercicio puede realizarse sentado o tumbado.

Integrar los ejercicios en su rutina

Integrar ejercicios para la parte inferior del cuerpo en una rutina es crucial para mantener la salud general, la fuerza y la movilidad. Tanto si es un entusiasta del fitness como si acaba de empezar, la incorporación de ejercicios para la parte inferior del cuerpo ofrece numerosos beneficios. He aquí cómo puede integrarlos eficazmente en su rutina:

Rutina de entrenamiento equilibrada

Empiece por crear un plan de entrenamiento completo que abarque varios aspectos de la forma física, como la resistencia cardiovascular, el entrenamiento de fuerza, la flexibilidad y el equilibrio.

Asigne días específicos a distintos tipos de ejercicios para garantizar un enfoque equilibrado de la forma física general.

Frecuencia y coherencia

Tenga como objetivo una frecuencia de entrenamiento de la parte inferior del cuerpo constante, lo ideal sería incorporar ejercicios de la parte inferior del cuerpo a su rutina dos o tres veces por semana.

La constancia es crucial para ver progresos, así que mantenga un horario regular.

Variedad de ejercicios

Diversifique su rutina de entrenamiento de la parte inferior del cuerpo incorporando varios ejercicios dirigidos a diferentes grupos musculares. Incluya sentadillas, zancadas, press de piernas, elevaciones de pantorrillas y curl de isquiotibiales.

Introduzca periódicamente nuevos ejercicios para mantener su rutina atractiva y evitar las mesetas de adaptación.

Calentamiento y enfriamiento

Dé prioridad a un calentamiento exhaustivo antes de realizar ejercicios para la parte inferior del cuerpo. Este debe incluir estiramientos dinámicos y actividades cardiovasculares ligeras para elevar su ritmo cardíaco y preparar sus músculos para la carga de trabajo que se avecina.

Incorpore estiramientos estáticos durante el enfriamiento para mejorar la flexibilidad y ayudar a la recuperación.

Sobrecarga progresiva

Aplique el principio de sobrecarga progresiva para desafiar continuamente a los músculos de la parte inferior de su cuerpo. Aumente gradualmente la intensidad, duración o resistencia de sus ejercicios a lo largo del tiempo.

Esta progresión gradual estimula el crecimiento muscular, el desarrollo de la fuerza y la mejora general de la forma física.

Mezcle fuerza y entrenamiento funcional

Combine los ejercicios tradicionales de entrenamiento de fuerza con movimientos funcionales que reproducen las actividades cotidianas. Esta integración mejora la fuerza muscular, la coordinación, el equilibrio y la estabilidad articular.

Los ejercicios funcionales pueden incluir step-ups, sentadillas con press por encima de la cabeza o zancadas con torsiones.

Incluya el entrenamiento con el peso corporal y de resistencia

Integre una mezcla de ejercicios de peso corporal y entrenamiento de resistencia para centrarse en diferentes aspectos de la forma física de la parte inferior del cuerpo.

Los ejercicios con el peso del cuerpo, como las sentadillas y las zancadas con el peso del cuerpo, sirven como movimientos fundacionales, mientras que el entrenamiento de resistencia con pesas o bandas de resistencia añade resistencia progresiva para retos continuos.

Centrarse en la forma y la amplitud de movimiento

De prioridad a la forma adecuada durante los ejercicios de la parte inferior del cuerpo para reducir el riesgo de lesiones y maximizar la eficacia.

Asegúrese de realizar una amplitud de movimiento completa en cada ejercicio, permitiendo que los músculos se activen por completo durante todo el movimiento. Esta atención a la forma aumenta el compromiso muscular y los beneficios generales.

Días de recuperación y descanso

Planifique un tiempo de recuperación suficiente entre las sesiones de entrenamiento de la parte inferior del cuerpo para permitir que los músculos se reparen y crezcan.

Para ayudar a la recuperación y evitar el sobreentrenamiento, incorpore días de descanso o realice actividades ligeras como caminar o estiramientos suaves en estos días.

Escuche a su cuerpo

Preste mucha atención a las señales de su cuerpo durante y después de los ejercicios para la parte inferior del cuerpo. Si experimenta dolor, molestias o fatiga, modifique los ejercicios en consecuencia.

Es crucial distinguir entre el dolor muscular, que es normal, y el dolor, que podría indicar un problema que requiere atención.

Integración funcional

Adapte sus ejercicios para la parte inferior del cuerpo a sus objetivos de forma física y a sus actividades diarias.

Si su objetivo es mejorar la marcha o el rendimiento atlético, elija ejercicios que contribuyan directamente a estos objetivos. Considere movimientos que mejoren el equilibrio, la estabilidad y la agilidad.

Considere la orientación profesional

Consulte a un profesional del fitness o a un fisioterapeuta si es nuevo en el ejercicio o tiene problemas de salud específicos.

Pueden evaluar su nivel de forma física, adaptar un plan de entrenamiento de la parte inferior del cuerpo a sus necesidades individuales y orientarle sobre la forma adecuada, la progresión y las modificaciones del ejercicio.

Incorporar ejercicios para la parte inferior del cuerpo a su rutina exige un enfoque reflexivo y estratégico. Si tiene en cuenta estos aspectos detallados, podrá crear un plan de entrenamiento completo para la parte inferior del cuerpo que fomente la fuerza, la movilidad y la forma física en general.

Beneficios a largo plazo

Fuerza en los movimientos diarios

Los ejercicios para la parte inferior del cuerpo, como las sentadillas, las zancadas y los press de piernas, se dirigen a grupos musculares clave, como los cuádriceps, los isquiotibiales y los glúteos.

Fortalecer estos músculos mejora la capacidad de realizar tareas cotidianas como levantarse de una silla, entrar y salir del coche y levantar la compra.

Equilibrio y estabilidad mejorados

Los ejercicios centrados en el equilibrio, como las paradas con una sola pierna o las estocadas de estabilidad, fortalecen los músculos estabilizadores alrededor de los tobillos, las rodillas y las caderas.

La mejora del equilibrio reduce el riesgo de caídas, que es una preocupación común entre los adultos mayores, y también contribuye directamente a la independencia a largo plazo.

Flexibilidad articular y amplitud de movimiento

Los ejercicios para la parte inferior del cuerpo implican movimientos dinámicos que mejoran la flexibilidad de las articulaciones y la amplitud de movimiento general.

Mejorar la flexibilidad de las articulaciones es crucial para agacharse a atarse los cordones de los zapatos, alcanzar objetos en estanterías bajas y mantener una movilidad fluida.

Prevención de caídas y mitigación de lesiones

Unos músculos fuertes en la parte inferior del cuerpo y un mejor equilibrio reducen significativamente el riesgo de caídas.

A largo plazo, prevenir las caídas es esencial para evitar lesiones, fracturas y hospitalizaciones, favoreciendo así una independencia sostenida.

Preservación de la densidad ósea

Los ejercicios de soporte de peso, como caminar y el entrenamiento de resistencia para la parte inferior del cuerpo, estimulan la remodelación ósea y ayudan a mantener la densidad ósea.

Con el paso de los años, preservar la densidad ósea ha cobrado especial importancia para prevenir las fracturas y mantener la salud del esqueleto.

Salud articular y tratamiento de la artritis

Los ejercicios regulares de la parte inferior del cuerpo contribuyen a la salud articular al favorecer la circulación del líquido sinovial y fortalecer los músculos que sostienen las articulaciones.

Esto es beneficioso para controlar la artritis y mantener la movilidad, que es fundamental para la independencia a largo plazo.

Apoyo a la salud cardiovascular

Los ejercicios dinámicos para la parte inferior del cuerpo elevan el ritmo cardíaco y contribuyen a la salud cardiovascular.

Un sistema cardiovascular fuerte es vital para mantener el vigor y la resistencia, lo que permite una actividad física sostenida y la independencia.

Independencia funcional en las actividades de la vida diaria (AVD)

Fortalecer los músculos de la parte inferior del cuerpo repercute directamente en la capacidad de realizar actividades cotidianas como caminar, subir escaleras y entrar y salir de la bañera o la ducha.

La independencia funcional en estas actividades fomenta la autosuficiencia y la autonomía a largo plazo.

Mejora de la marcha y la capacidad de caminar

Los ejercicios de la parte inferior del cuerpo afectan positivamente a los patrones de la marcha y a la capacidad de caminar.

Mantener una marcha estable y eficiente es crucial para mantenerse móvil, reducir el riesgo de problemas relacionados con la movilidad y garantizar la independencia en los movimientos.

Reducción del riesgo de afecciones crónicas

La práctica de ejercicios para la parte inferior del cuerpo se asocia a un menor riesgo de padecer enfermedades crónicas, como cardiopatías y diabetes.

Controlar estas afecciones contribuye a la salud general y ayuda a mantener la movilidad a largo plazo.

Impacto positivo en el bienestar mental

Los ejercicios regulares de la parte inferior del cuerpo liberan endorfinas, mejorando el estado de ánimo y reduciendo el estrés.

Un bienestar mental positivo está vinculado a un estilo de vida más activo, lo que favorece la participación a largo plazo en actividades físicas y el mantenimiento de la independencia.

Autonomía en actividades que requieren fuerza en la parte inferior del cuerpo

La autonomía a largo plazo se fomenta manteniendo la fuerza de la parte inferior del cuerpo, lo que permite seguir participando en la jardinería, los paseos recreativos y el compromiso con la comunidad.

La capacidad de participar de forma independiente en estas actividades contribuye a un estilo de vida satisfactorio e independiente.

Centrarse en los ejercicios de la parte inferior del cuerpo proporciona un enfoque específico para preservar la fuerza, el equilibrio y la movilidad. Estos ejercicios abordan grupos musculares y patrones de movimiento específicos que son esenciales para la vida diaria, contribuyendo significativamente a la independencia a largo plazo y al bienestar general. La atención regular a las inversiones en ejercicios para la parte inferior del cuerpo mantiene la autonomía y un estilo de vida activo.

Aspectos a recordar

Consulta con un profesional sanitario

Antes de iniciar cualquier programa de ejercicios, especialmente para las personas mayores con problemas de salud preexistentes, es crucial consultar con un profesional sanitario para garantizar la seguridad y la idoneidad.

Empezar poco a poco

Comience con ejercicios de baja intensidad y progrese gradualmente a otros más exigentes para evitar el sobreesfuerzo y reducir el riesgo de lesiones.

Un calentamiento adecuado

Realice siempre un calentamiento exhaustivo, que incluya ejercicios cardiovasculares ligeros y estiramientos dinámicos, para preparar los músculos y las articulaciones para los ejercicios.

Mantener la forma adecuada

Concéntrese en mantener una forma correcta durante los ejercicios para evitar la tensión en las articulaciones y los músculos. Considere la posibilidad de buscar orientación de un profesional del fitness.

Recurra al apoyo si lo necesita

Para evitar las caídas, las personas mayores pueden utilizar apoyos, como una silla resistente o una barandilla, especialmente durante los ejercicios centrados en el equilibrio.

Escuche a su cuerpo

Preste atención a cualquier molestia o dolor. Si un ejercicio causa dolor, debe modificarse o evitarse. Las personas mayores deben escuchar a su cuerpo y no forzar el dolor.

Manténgase hidratado

Una hidratación adecuada es esencial. Las personas mayores deben beber agua antes, durante y después del ejercicio, especialmente si toman medicamentos que puedan causar deshidratación.

Evite el sobreesfuerzo

Las personas mayores deben evitar los sobreesfuerzos y conocer sus límites. Es crucial marcarse un ritmo y hacer las pausas necesarias para evitar la fatiga.

Técnica respiratoria

Practique una respiración controlada durante los ejercicios. Evite contener la respiración, ya que el flujo adecuado de oxígeno es crucial para la energía y la función muscular.

Chequeos médicos regulares

Los chequeos médicos regulares son esenciales para controlar el estado general de salud. Cualquier cambio en las condiciones de salud debe comunicarse a los profesionales sanitarios.

Modifique según sea necesario

Las personas mayores no deben dudar en modificar los ejercicios en función de su nivel de forma física o de cualquier limitación física que puedan tener.

Elija un calzado adecuado

Lleve calzado cómodo y que le proporcione estabilidad y reduzca el riesgo de resbalones o caídas durante los ejercicios.

Equilibrar los ejercicios con la recuperación

Deje tiempo suficiente para la recuperación entre las sesiones de ejercicio para evitar la fatiga y minimizar el riesgo de lesiones.

Adaptarse a los cambios físicos

Las personas mayores deben adaptar los ejercicios a cualquier cambio físico o limitación que puedan experimentar debido al envejecimiento o a problemas de salud.

Consideraciones medioambientales

Asegúrese de que el entorno de ejercicio es seguro y está libre de peligros. Elimine obstáculos o alfombras sueltas que puedan suponer un riesgo de tropiezo.

Capítulo 5: Estabilidad y equilibrio del núcleo

Mantenerse activo es importantísimo para estar sano tanto mental como físicamente. Hoy en día, hay montones de nuevas formas de mover el cuerpo que están cambiando la forma de pensar sobre el ejercicio, incluso para la gente mayor. Una técnica que está ganando adeptos es la estabilidad del núcleo, que consiste básicamente en combinar la respiración y el movimiento para fortalecer el centro de su cuerpo.

Puede que se imagine a los atletas más duros, como los boxeadores o los esquiadores, centrándose en los ejercicios de núcleo, pero ¡sorpresa! Los profesionales de todos los deportes, incluso los jugadores de fútbol y softball, juran por ello. Y oiga, unos músculos centrales fuertes no son sólo para los atletas; son útiles para cosas cotidianas como sentarse erguido, caminar con paso firme e incluso coger ese tren sin tropezar. A medida que envejece, sus huesos se debilitan, sus músculos se encogen y su equilibrio no es tan agudo. Este combo puede dificultar las tareas sencillas y aumentar el riesgo de caídas.

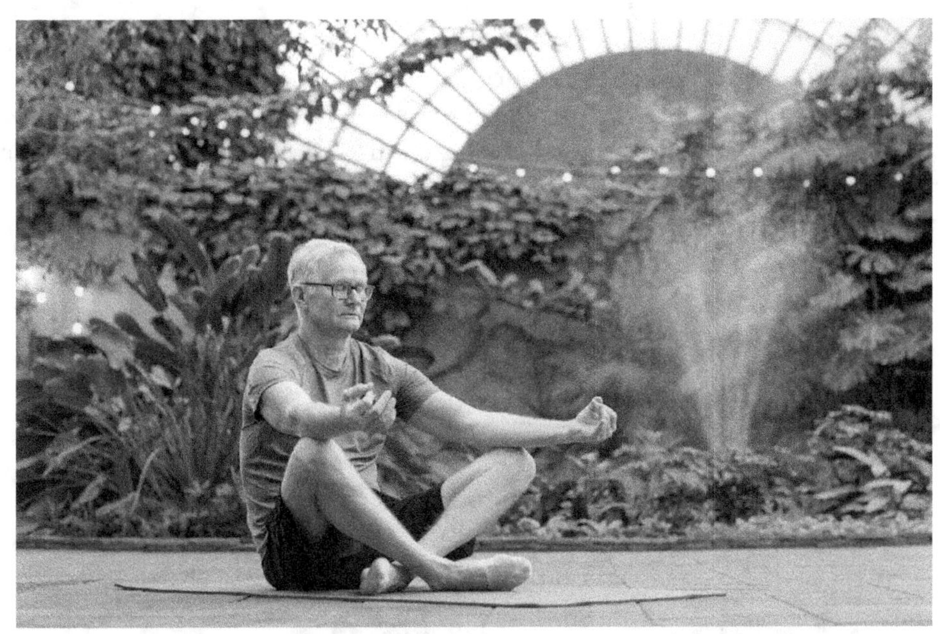

Esta combinación puede dificultar tareas sencillas y aumentar el riesgo de caídas[18]

Para evitarlo, es crucial mantener su cuerpo fuerte y flexible con ejercicio regular, centrándose especialmente en su núcleo. Esta zona, básicamente la parte media de su cuerpo, desempeña un papel clave para mantenerle estable y evitar las caídas. Ahora, vamos a desglosar lo que significa realmente la estabilidad del núcleo. Se trata de lo bien que trabajan juntos su diafragma, abdominales y suelo pélvico para sostener su columna vertebral cuando se mueve.

Dominar la estabilidad del núcleo puede ayudar a prevenir lesiones y dolores, por lo que es una medida inteligente para cualquiera que practique deporte o simplemente se mantenga activo. Sin embargo, estropearlo puede provocar problemas de espalda, sobre todo si no se tiene cuidado con los movimientos. En términos sencillos, su núcleo es el estabilizador de su cuerpo, que mantiene firmes las caderas y el pecho y ayuda a sus músculos a trabajar con eficacia.

Entonces, ¿por qué es tan importante tener un núcleo fuerte? Bueno, resulta que es bastante crucial para nuestra vida cotidiana, ya que ofrece un montón de beneficios. En primer lugar, estos músculos centrales son el sistema de apoyo del cuerpo para la columna vertebral, ayudándole a moverse con seguridad y a mantener una buena postura. Son los que se encargan de cualquier tambaleo o desequilibrio que se produzca cuando usted está en movimiento. ¿Una de las mayores ventajas? La fuerza del núcleo puede ayudar a aliviar el dolor de espalda, que es un problema común para mucha gente debido al gran esfuerzo que soportan los músculos y huesos de la espalda. Tener un núcleo fuerte no es sólo cuestión de tener buen aspecto; es cuestión de sentirse bien y moverse mejor en su vida diaria.

Saltos de tijera en silla

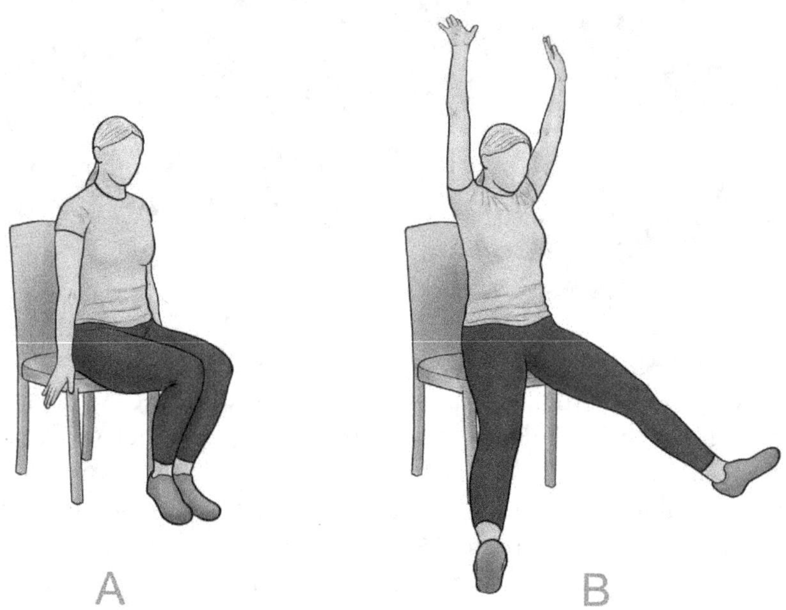

Saltos de tijera en silla

Los saltos de tijera en silla son un ejercicio que se realiza sentado y que se dirige a varios grupos musculares, incluidos el núcleo, los hombros y las piernas. Este ejercicio imita el movimiento de salto de tijera tradicional, pero se realiza sentado en una silla, lo que lo hace adecuado para personas con movilidad limitada o para quienes prefieren un entrenamiento de bajo impacto.

Instrucciones:

1. Siéntese derecho en una silla robusta con los pies apoyados en el suelo, separados a la anchura de las caderas.

2. Mantenga los brazos relajados a los lados.

3. Al inhalar, levante simultáneamente los brazos hacia los lados y por encima de la cabeza mientras extiende las piernas hacia los lados.

4. Exhale mientras vuelve a bajar los brazos a los lados y cierra las piernas.

5. Realice 10 repeticiones completas, centrándose en mantener un movimiento suave y coordinado.

6. Mantenga el núcleo comprometido durante todo el ejercicio para apoyar la columna vertebral y estabilizar el cuerpo.

Versión modificada:

Para que los saltos de silla le resulten más fáciles, realice el ejercicio a un ritmo más lento y con movimientos más pequeños. También puede empezar levantando sólo los brazos o las piernas a la vez en lugar de ambos simultáneamente.

Torsiones abdominales

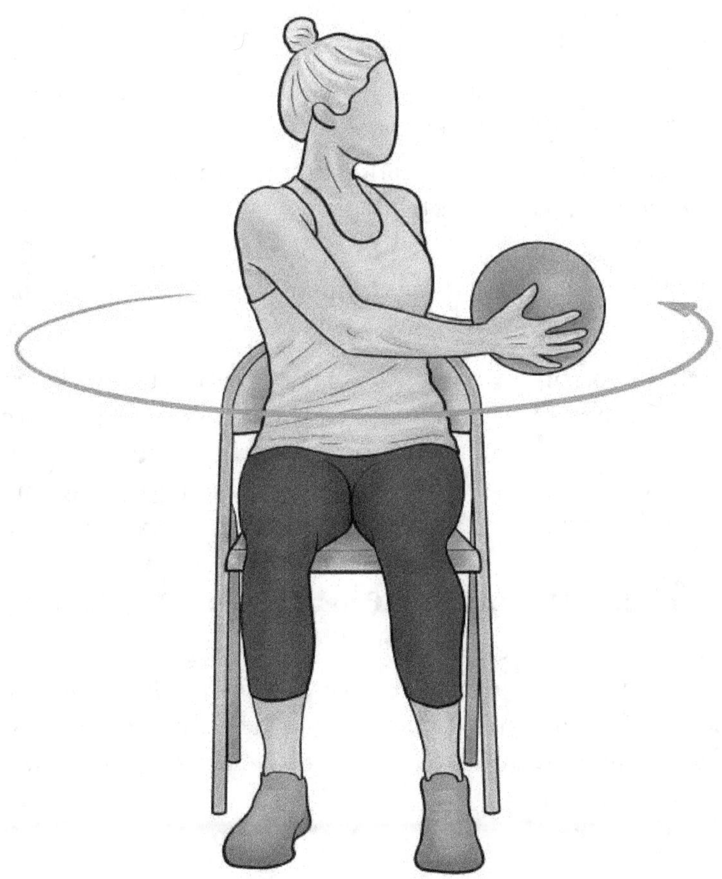

Torsiones abdominales

Las torsiones abdominales son un ejercicio eficaz para trabajar los oblicuos, que son los músculos situados a los lados del abdomen. Este ejercicio también compromete los músculos centrales y mejora la estabilidad y el equilibrio. Si utiliza un balón medicinal o un objeto similar, añadirá resistencia al movimiento, haciéndolo más desafiante y eficaz para fortalecer los músculos abdominales.

Instrucciones:

1. Siéntese en el borde exterior de una silla con los pies apoyados en el suelo y las rodillas dobladas en un ángulo de 90 grados.

2. Con ambas manos, sujete un balón medicinal delante del pecho mientras flexiona los codos.

3. Para mantener la columna estable y una postura correcta, contraiga los músculos centrales.

4. Lleve el balón medicinal hacia la cadera derecha girando lentamente el torso hacia la derecha.

5. Después de volver al centro, gire hacia la izquierda para acercar la pelota a su cadera izquierda.

6. Continúe alternando los lados durante un total de 10 repeticiones (5 torsiones a cada lado).

7. Concéntrese en movimientos controlados y exhale al girar para involucrar sus músculos abdominales con mayor eficacia.

Versión modificada:

Si utilizar un balón medicinal le parece demasiado desafiante, puede realizar las torsiones de abdominales sin peso o con un objeto más ligero, como una botella de agua. También puede reducir la amplitud del movimiento girando el torso sólo ligeramente de lado a lado, aumentando gradualmente la amplitud a medida que vaya ganando fuerza.

Flexión hacia delante en una silla

La flexión hacia delante en una silla es un ejercicio de estiramiento suave que se dirige principalmente a los isquiotibiales, la zona lumbar y los hombros. Ayuda a mejorar la flexibilidad de la columna vertebral y los isquiotibiales al tiempo que favorece la relajación y reduce la tensión en la parte superior del cuerpo.

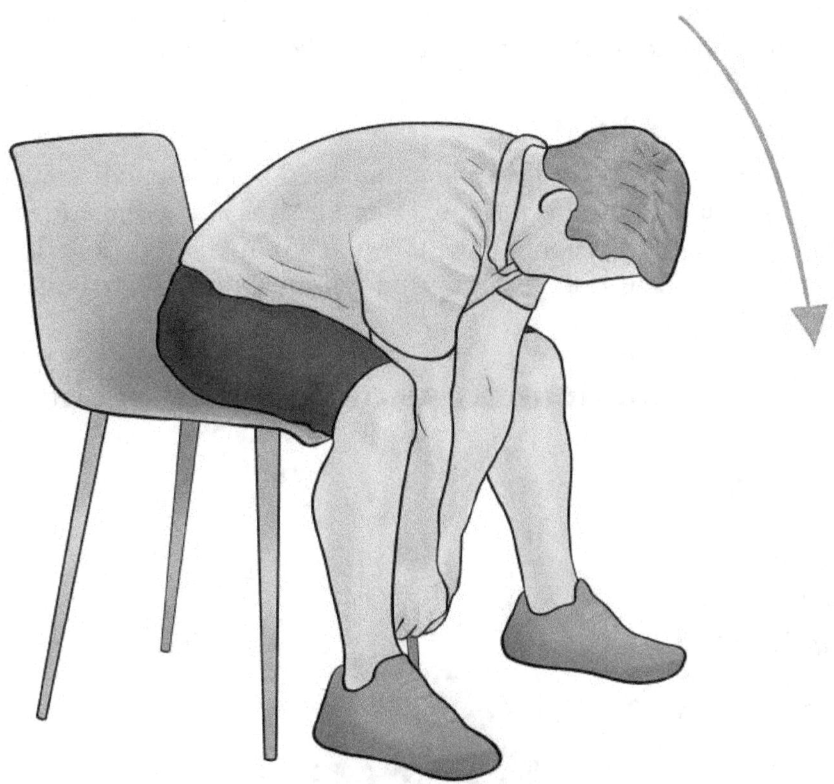

Flexión hacia delante en una silla

Instrucciones:

1. Siéntese erguido en una silla con los pies apoyados en el suelo, separados a la anchura de las caderas.

2. Inhale profundamente y extienda la columna vertebral.

3. Inclínese hacia delante desde las caderas y extienda las manos hacia abajo tanto como le resulte cómodo, o hacia el suelo, mientras suelta la respiración.

4. Deje que su cabeza oscile libremente y que su cuello se relaje.

5. Sienta un ligero estiramiento en la zona lumbar y en la parte posterior de las piernas mientras mantiene la postura durante unas cuantas respiraciones.

6. Inhale mientras vuelve lentamente a la posición erguida, llevando los brazos hacia arriba junto al cuerpo.

7. Exhale y repita la flexión hacia delante, sincronizando sus movimientos con la respiración.

8. Continúe durante 10 repeticiones o mientras se sienta bien, aumentando gradualmente la profundidad del estiramiento con el tiempo.

Versión modificada:

Si estirarse hacia el suelo le resulta demasiado difícil, puede colocar en su lugar las manos sobre los muslos o las rodillas. También puede realizar el ejercicio con una amplitud de movimiento menor, centrándose en mantener una buena postura y sentir un estiramiento suave sin esforzarse demasiado.

Elevación de piernas de rodilla a pecho

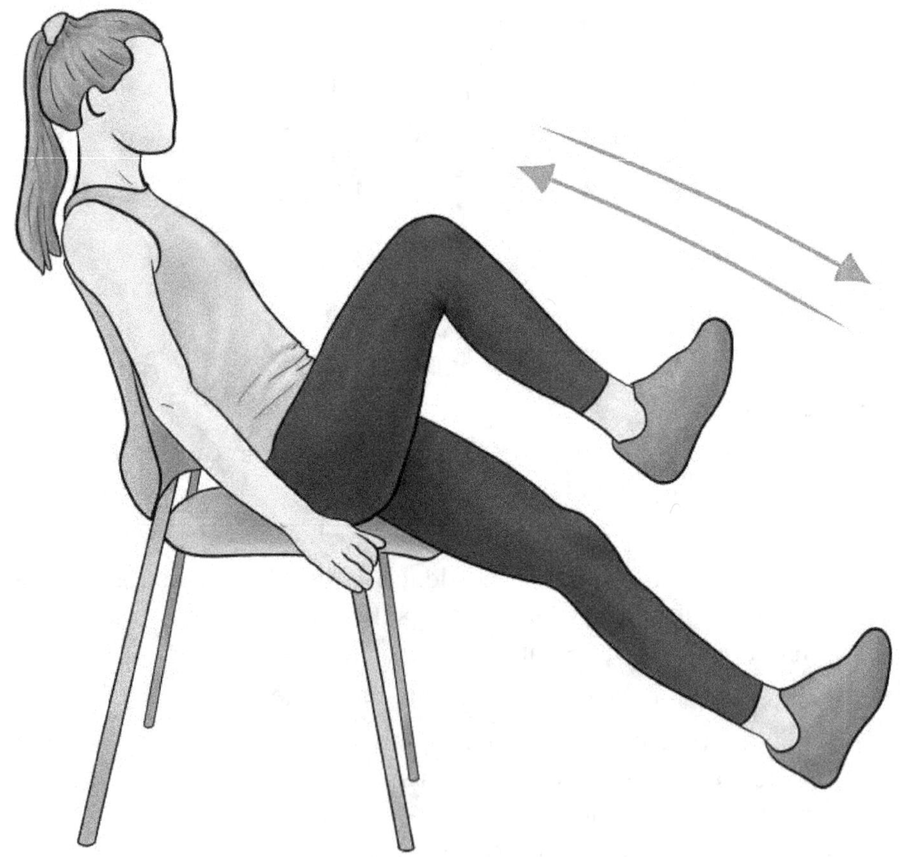

Elevaciones de piernas de rodilla a pecho

Las elevaciones de piernas de rodilla a pecho se dirigen a los músculos abdominales inferiores, los flexores de la cadera y los cuádriceps. Este ejercicio promueve una mejor postura y equilibrio y ayuda a aumentar la flexibilidad de la articulación de la cadera, la estabilidad y la fuerza del núcleo.

Instrucciones:

1. Con los pies apoyados en el suelo y las rodillas dobladas 90 grados, tome asiento en el borde de una silla.

2. Para estabilizar la columna vertebral, apriete los músculos centrales y agárrese a los lados de la silla para apoyarse.

3. Extienda ambas piernas frente a usted con los dedos de los pies apuntando hacia el techo.

4. Mientras mantiene la espalda recta, levante lentamente una rodilla hacia el pecho tan alto como le resulte cómodo, manteniendo el equilibrio y el control.

5. Mantenga la posición durante unos segundos, sintiendo la contracción en el bajo vientre.

6. Baje lentamente la pierna hasta la posición inicial.

7. Repita el movimiento con la pierna contraria.

8. Continúe alternando las piernas durante un total de 8 a 12 repeticiones, centrándose en el control de los movimientos y la respiración.

Versión modificada:

Si levantar ambas rodillas simultáneamente le resulta demasiado difícil, puede empezar levantando una rodilla cada vez mientras mantiene el otro pie firmemente plantado en el suelo para mayor estabilidad.

Elevaciones de piernas extendidas

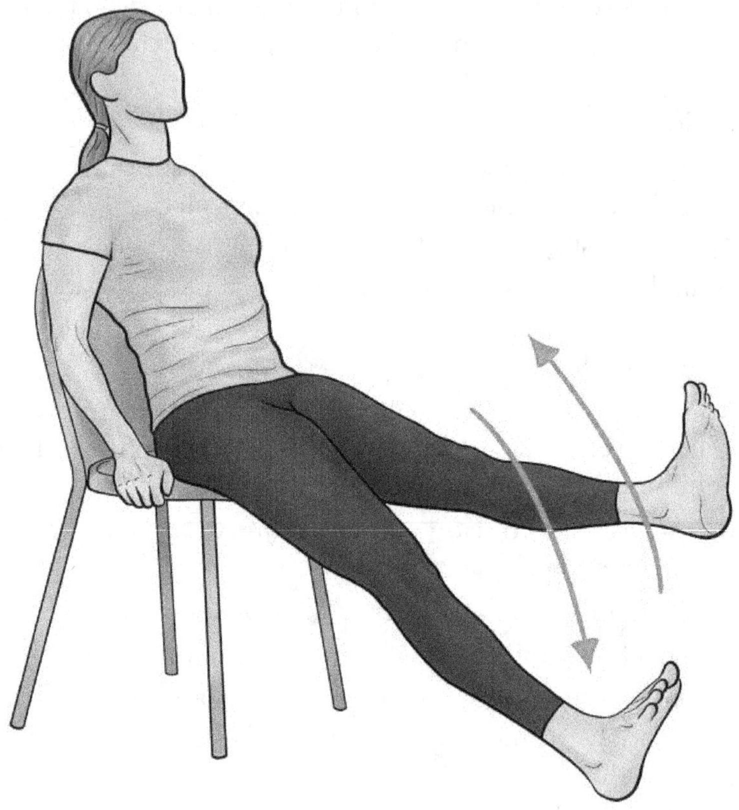

Elevaciones de piernas extendidas

Se centran en los cuádriceps, los flexores de la cadera y los músculos abdominales inferiores. Este ejercicio promueve una mejor postura y equilibrio y ayuda a aumentar la flexibilidad de la articulación de la cadera, la estabilidad y la fuerza del núcleo.

Instrucciones:

1. Con los pies apoyados en el suelo y las rodillas dobladas 90 grados, tome asiento en el borde de una silla.

2. Para mantener la postura erguida y el pecho abierto, contraiga los músculos centrales.

3. Para mantener el equilibrio, agárrese a los lados de la silla.

4. Con los dedos de los pies apuntando hacia el cielo, extienda las piernas en diagonal delante de usted.

5. Levante una pierna lentamente tan alto como pueda mientras mantiene el cuerpo estable y el núcleo apretado.

6. Mantenga la posición elevada durante unos segundos, sintiendo la contracción en la parte inferior del abdomen y en los flexores de la cadera.

7. Vuelva gradualmente la pierna levantada a su posición inicial.

8. Repita el movimiento con la pierna contraria.

9. Cada elevación de piernas cuenta como una repetición.

10. Intente completar 12 repeticiones en total, centrándose en el control de los movimientos y la respiración.

Versión modificada:

Si levantar ambas piernas simultáneamente le resulta demasiado difícil, puede empezar levantando una pierna cada vez mientras mantiene el otro pie firmemente plantado en el suelo para mayor estabilidad.

Flexión dorsal en silla

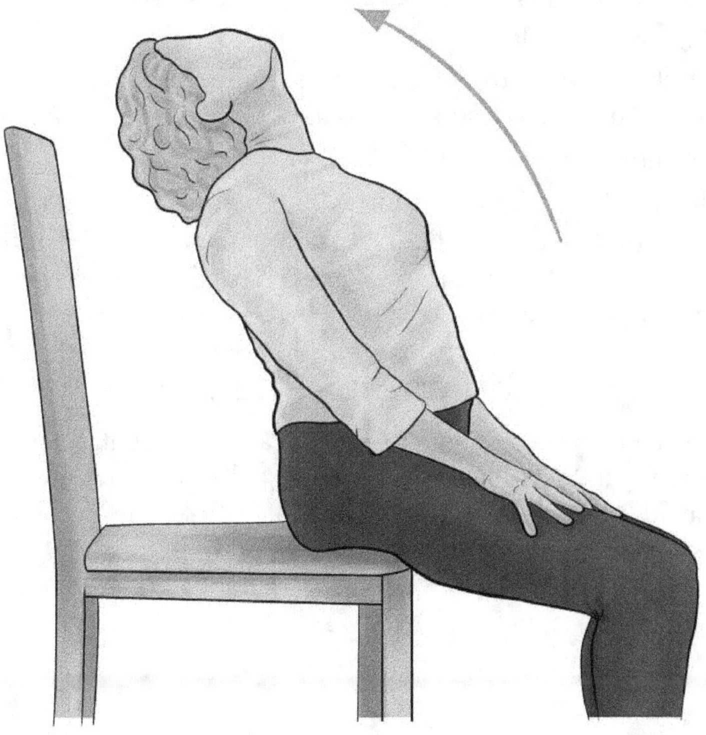

Flexión dorsal en silla

La flexión dorsal en silla es un ejercicio de estiramiento suave que se dirige principalmente al pecho, los hombros y la parte superior de la espalda. Ayuda a mejorar la flexibilidad de la columna vertebral y los hombros al tiempo que favorece la relajación y reduce la tensión en la parte superior del cuerpo.

Instrucciones:

1. Con los pies apoyados en el suelo y las rodillas flexionadas a 90 grados, siéntese cómodamente en el borde de una silla.
2. Mantenga la columna recta y los hombros relajados.
3. Coloque las manos en las caderas para apoyarse.
4. Inclínese lentamente hacia atrás con la parte superior del cuerpo, arqueando suavemente la columna vertebral.
5. Deje que su pecho se abra y que su estómago sobresalga ligeramente hacia delante.
6. Mantenga el estiramiento de 10 a 20 segundos, concentrándose en respirar profundamente y relajándose en el estiramiento.
7. Vuelva lentamente a la posición erguida, devolviendo la columna a la posición neutra.
8. Repita el estiramiento 5 veces, aumentando gradualmente la duración de cada estiramiento a medida que se sienta cómodo.

Versión modificada:

Si inclinarse hacia atrás le resulta demasiado difícil, puede colocar un cojín o una almohada detrás de la espalda para apoyarse. También puede realizar el estiramiento sentado más atrás en la silla con la espalda apoyada en el respaldo de la misma.

Inclinarse hacia un lado

La flexión lateral es un ejercicio de estiramiento sentado que se dirige principalmente a los oblicuos y los músculos laterales del torso. Este ejercicio ayuda a mejorar la flexibilidad lateral del cuerpo y favorece una mejor postura y alineación de la columna vertebral.

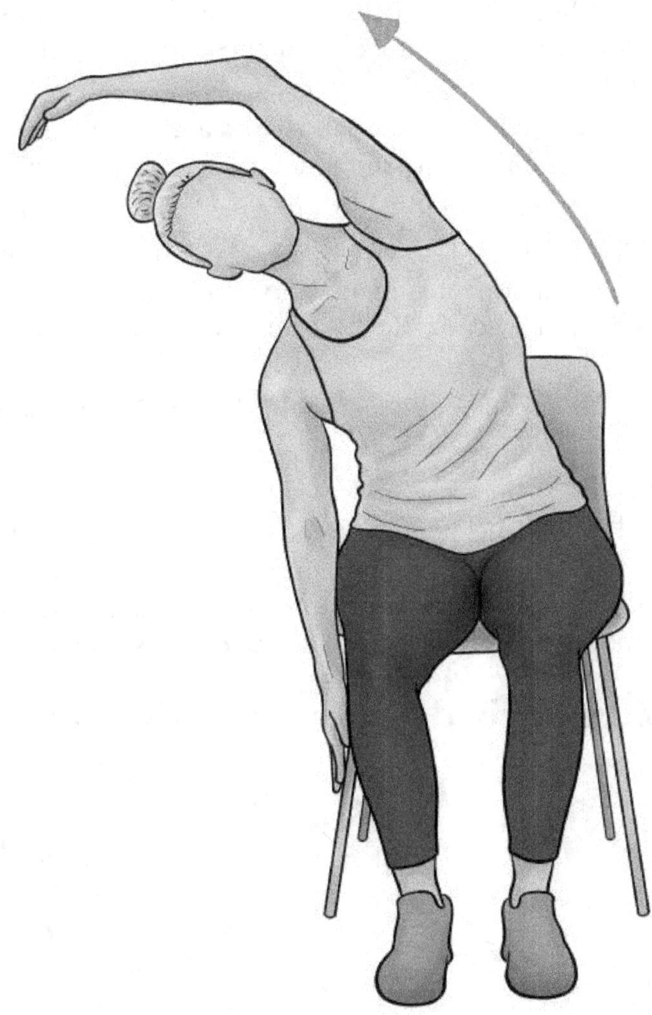

Inclinarse hacia un lado

Instrucciones:

1. Con los pies apoyados en el suelo y las rodillas flexionadas a 90 grados, siéntese cómodamente en el borde de una silla.

2. Mantenga la columna vertebral erguida y los hombros relajados.

3. Levante el brazo derecho por encima de la cabeza, doblándolo por el codo, y deje que el brazo izquierdo cuelgue a su lado.

4. Inhale profundamente, alargando la columna vertebral.

5. Al exhalar, dóblese lentamente hacia el lado izquierdo desde la cintura, deslizando la mano izquierda por la pierna hacia el suelo.

6. Mantenga el pecho abierto y el codo derecho tirando suavemente hacia atrás para sentir un estiramiento a lo largo del lado derecho del cuerpo.

7. Sienta cómo el lado derecho se alarga suavemente mientras mantiene el estiramiento durante unas cuantas respiraciones.

8. Espire mientras se eleva de nuevo y coloque los brazos en la posición inicial.

9. Repita el estiramiento en el lado opuesto, levantando el brazo izquierdo por encima de la cabeza y doblándolo hacia el lado derecho.

10. Realice 12 repeticiones en total, alternando los lados en cada repetición.

Versión modificada:

Si estirarse hacia el suelo le resulta demasiado difícil, puede colocar la mano en la cadera o el muslo en lugar de estirarse hacia el suelo. También puede realizar el estiramiento con una amplitud de movimiento menor, centrándose en el movimiento lateral del torso sin forzarlo.

Flexiones hacia delante en posición sentada

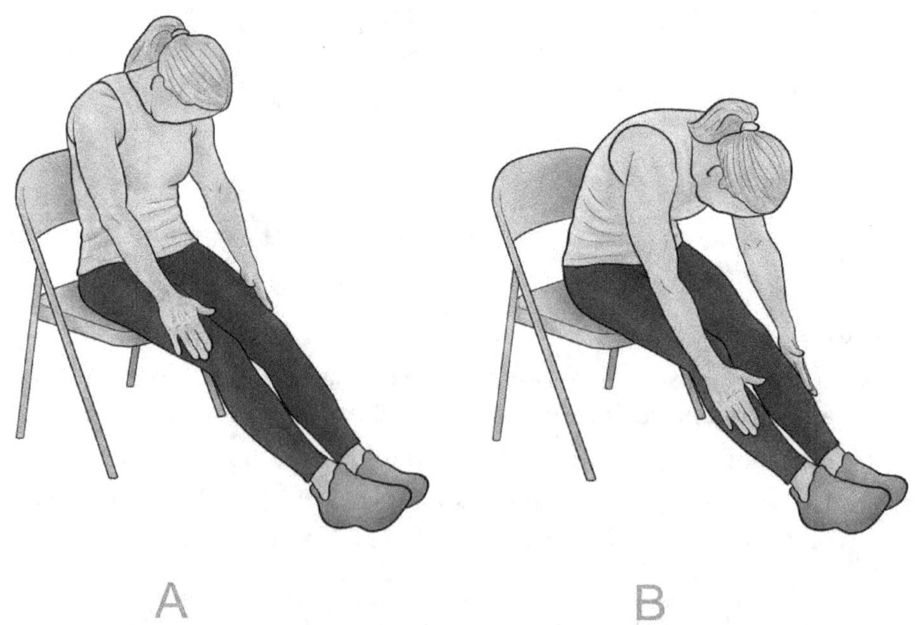

Flexiones hacia delante en posición sentada

Las flexiones hacia delante en posición sentada son un ejercicio de fortalecimiento del núcleo que se dirige principalmente a los músculos abdominales. Este ejercicio ayuda a mejorar la estabilidad del núcleo, la postura y la alineación de la columna vertebral.

Instrucciones:

1. Siéntese erguido en una silla con las piernas estiradas delante de usted, los talones en el suelo y los pies flexionados.

2. Coloque las manos delante de usted en la silla para apoyarse y mantener una buena postura.

3. Inhale profundamente, alargando la columna y activando los músculos centrales.

4. Exhale lentamente, llevando la barbilla hacia el pecho y rodando el torso hacia delante sobre los muslos.

5. Lleve las manos hacia los dedos de los pies tanto como le resulte cómodo, sintiendo un estiramiento a lo largo de la columna vertebral y los isquiotibiales.

6. Inhale mientras vuelve a rodar lentamente hasta una posición erguida, apilando la columna vértebra por vértebra.

7. Repita el movimiento con respiraciones controladas y deliberadas, centrándose en involucrar sus músculos abdominales durante todo el movimiento.

8. Realice 8 repeticiones en total, manteniendo un movimiento suave y controlado.

Versión modificada:

Si rodar hasta el final hacia delante le resulta demasiado difícil, puede empezar rodando hasta la mitad y luego volver a subir hasta la posición erguida. También puede realizar el ejercicio con las manos apoyadas ligeramente en los muslos para mayor apoyo.

Torsiones de torso en silla

Las torsiones de torso en silla son un ejercicio sentado que se dirige a los músculos oblicuos, que son los músculos de los lados de su abdomen. Este ejercicio fortalece los músculos centrales y mejora la flexibilidad y movilidad de la columna vertebral.

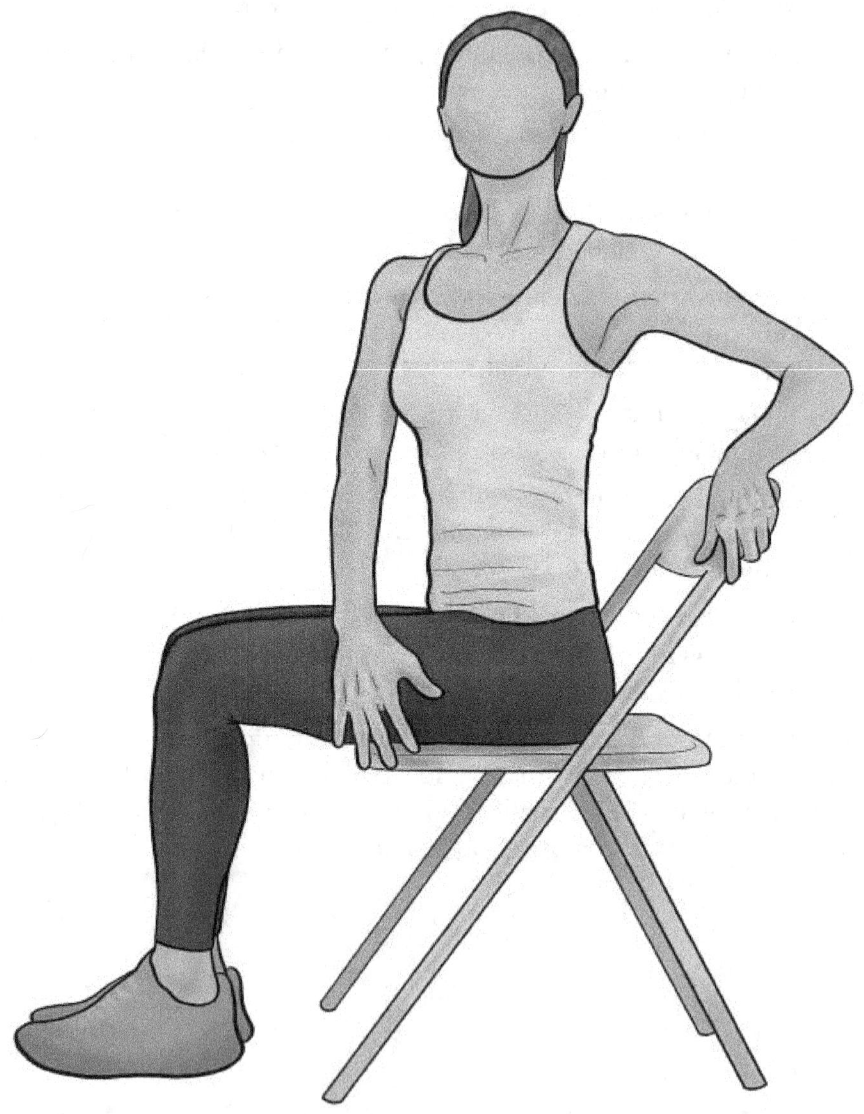

Torsiones de torso en silla

Instrucciones:

1. Siéntese cómodamente en el borde de una silla, manteniendo las rodillas dobladas en un ángulo de 90 grados y los pies apoyados en el suelo.

2. Agárrese a los lados de la silla para apoyarse.

3. Utilice los músculos centrales para mantener la columna estable y la postura correcta.

4. Gire lentamente el torso hacia la derecha, llevando la mano izquierda hacia la parte exterior del muslo o la rodilla derecha.

5. Sienta cómo los músculos del lado izquierdo de su torso se alargan suavemente mientras mantiene la posición retorcida durante unos instantes.

6. Vuelva al centro y luego gire el torso hacia la izquierda, llevando la mano derecha hacia la parte exterior del muslo o rodilla izquierda.

7. Sienta cómo los músculos del lado derecho de su torso se alargan suavemente mientras mantiene la posición retorcida durante unos instantes.

8. Repita el movimiento, alternando entre los lados para un total de 10 repeticiones en cada lado.

9. Concéntrese en movimientos controlados y evite girar demasiado para evitar tensiones en la columna vertebral.

Versión modificada:

Si girar el torso por completo le resulta demasiado desafiante, puede realizar el ejercicio con una amplitud de movimiento menor girando sólo hasta una posición cómoda sin forzar el estiramiento. También puede realizar el movimiento a un ritmo más lento, centrándose en la participación de sus músculos centrales durante todo el ejercicio para la estabilidad y el apoyo.

Elevaciones laterales en silla

Las elevaciones laterales en silla son un ejercicio para el núcleo y el equilibrio que trabaja los oblicuos y mejora la estabilidad lateral. Este ejercicio puede ayudar al fortalecimiento del núcleo y a mejorar el equilibrio sentado.

Instrucciones:

1. Siéntese cómodamente en el borde de una silla con los pies apoyados en el suelo y las rodillas dobladas 90 grados.

2. Durante todo el ejercicio, contraiga los músculos centrales para mantener la columna estable y la postura correcta.

3. Extienda los brazos hacia los lados a la altura de los hombros, con las palmas hacia abajo.

4. Inhale profundamente y alargue la columna vertebral.

5. Exhale lentamente mientras se inclina hacia un lado, extendiendo la mano hacia el suelo.

6. Mantenga la mano contraria levantada y estirada hacia arriba para alargar el costado de su cuerpo.

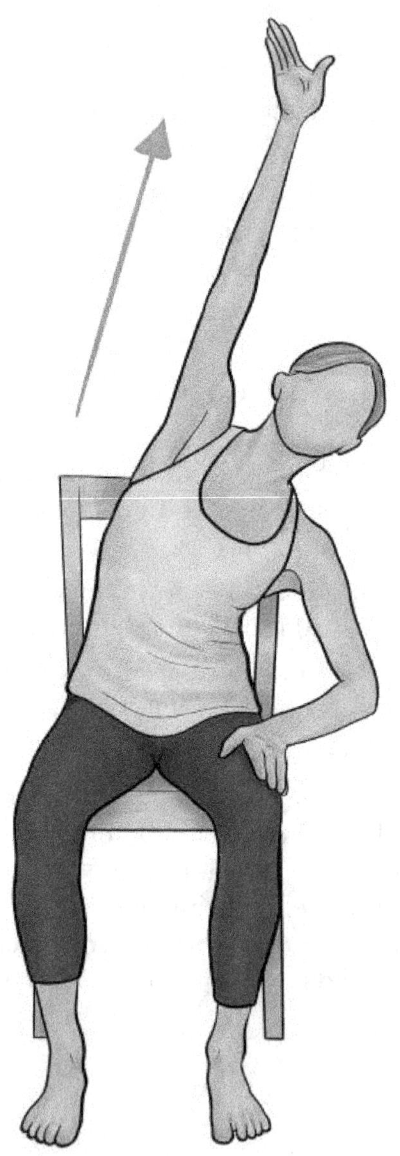

Elevaciones laterales en silla

7. Sienta un ligero estiramiento a lo largo del lateral del torso mientras mantiene la posición estirada durante unos segundos.

8. Inhale mientras vuelve a la posición erguida.

9. Repita el movimiento en el lado opuesto, inclinándose hacia el otro lado y alcanzando el suelo.

10. Continúe alternando entre los lados para un total de 10 a 12 repeticiones en cada lado.

11. Concéntrese en los movimientos controlados y en mantener una postura adecuada durante todo el ejercicio.

12. Mantenga su núcleo comprometido y evite inclinarse hacia delante o hacia atrás en la silla.

Versión modificada:

Si estirarse hacia el suelo le resulta demasiado desafiante, puede realizar el ejercicio con movimientos más pequeños estirándose hacia la rodilla o el muslo en su lugar. Simplemente inclínese hacia un lado y extienda el brazo hacia la rodilla mientras mantiene la mano opuesta levantada por encima de la cabeza, alternando entre los lados.

Torsiones de torso en silla con banda de resistencia

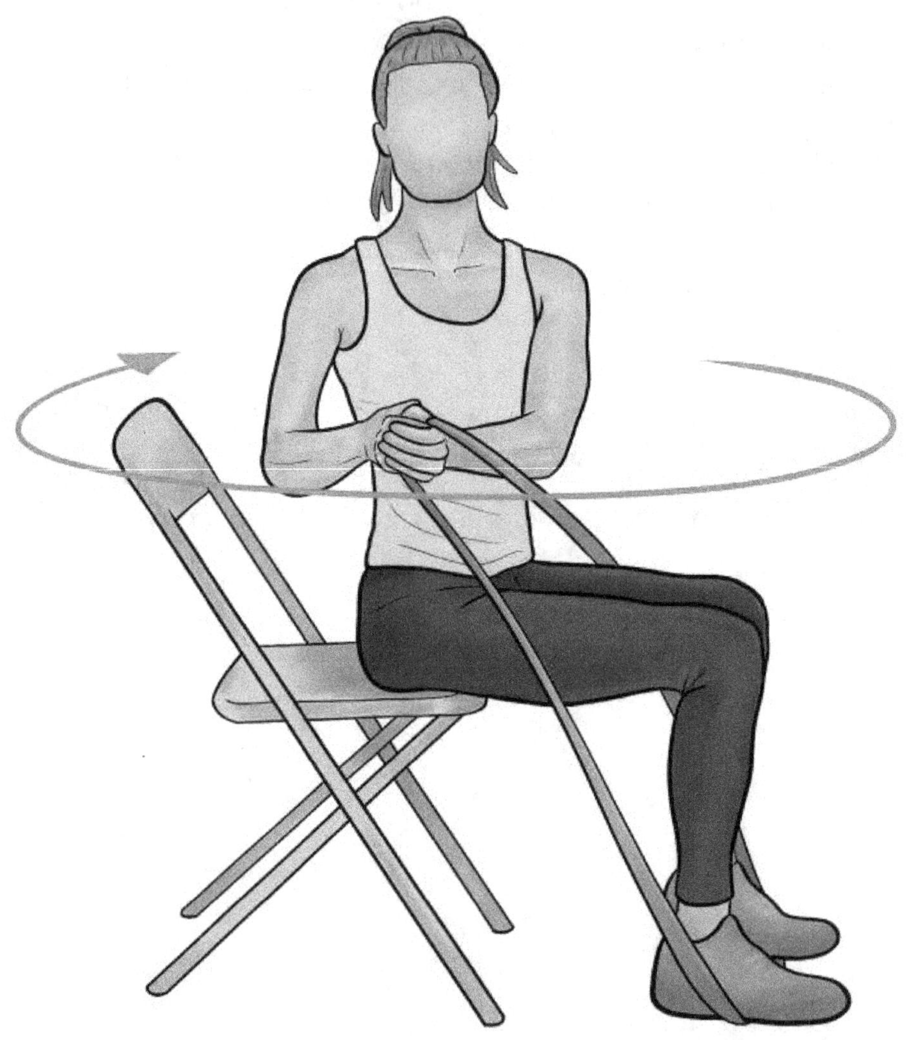

Torsiones de torso en silla con una banda de resistencia

Las torsiones del torso en silla con una banda de resistencia son excelentes para trabajar los oblicuos, mejorar la movilidad de la columna vertebral y aumentar la estabilidad del núcleo. Este ejercicio ayuda a fortalecer los músculos responsables de los movimientos de torsión y favorece un mejor equilibrio mientras se está sentado.

Instrucciones:

1. Siéntese cómodamente en una silla con los pies apoyados en el suelo y la espalda recta.
2. Fije un extremo de una banda de resistencia bajo el pie y sujete el otro extremo con ambas manos, colocándola a la altura del pecho.
3. Active los músculos centrales para estabilizar la columna vertebral y mantener una buena postura durante todo el ejercicio.
4. Exhale mientras tuerce el torso hacia un lado, tirando de la banda de resistencia a través del cuerpo.
5. Mantenga los brazos extendidos y gire los hombros, sintiendo la contracción en los músculos oblicuos.
6. Inhale mientras vuelve a la posición inicial, resistiendo el tirón de la banda y controlando el movimiento.
7. Repita la torsión en el lado opuesto, tirando de la banda de resistencia a través de su cuerpo en la dirección opuesta.
8. Continúe alternando entre los lados para un total de 10 a 12 repeticiones en cada lado.
9. Concéntrese en los movimientos controlados y en mantener una postura adecuada durante todo el ejercicio.
10. Mantenga su núcleo comprometido y evite inclinarse hacia delante o hacia atrás en la silla.

Versión modificada:

Si el uso de una banda de resistencia es demasiado desafiante, puede realizar el ejercicio sin ningún equipo simplemente girando el torso de lado a lado mientras está sentado.

Extensiones de piernas en silla con pelota de estabilidad

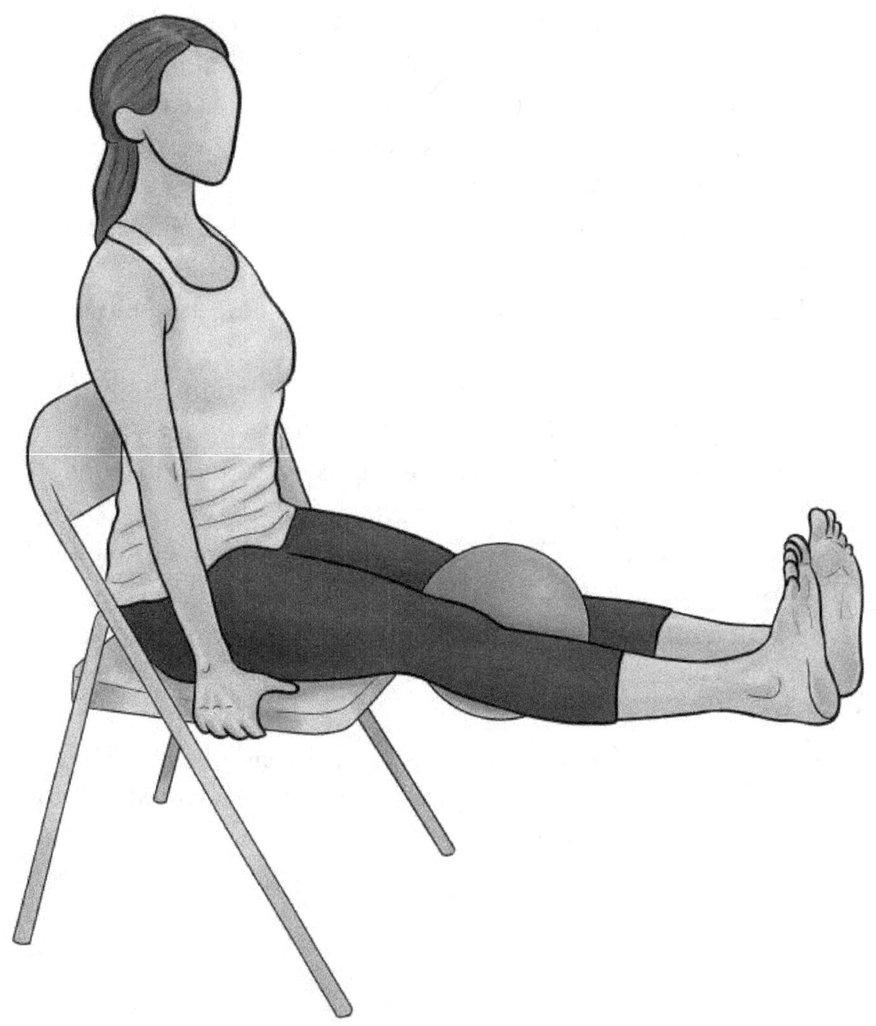

Extensiones de piernas en silla con una pelota de estabilidad

Las extensiones de piernas en silla con una pelota de estabilidad son eficaces para trabajar los músculos centrales, en particular los abdominales inferiores, al tiempo que mejoran el equilibrio y la estabilidad. Este ejercicio ayuda a fortalecer el núcleo y promueve una mejor postura mientras se está sentado.

Instrucciones:

1. Siéntese cómodamente en una silla con los pies apoyados en el suelo y la espalda recta.

2. Coloque una pelota de estabilidad entre las rodillas y active los músculos centrales para estabilizar la columna vertebral.

3. Agárrese a los lados de la silla para apoyarse, si es necesario.

4. Exhale mientras extiende las piernas hacia delante, apretando la pelota de estabilidad entre las rodillas.

5. Mantenga la posición extendida durante unos segundos, concentrándose en mantener el equilibrio e involucrando los músculos centrales.

6. Inhale mientras dobla las rodillas y vuelva a la posición inicial, llevando la pelota de estabilidad hacia su cuerpo.

7. Repita las extensiones de piernas de 10 a 12 repeticiones, centrándose en movimientos controlados y manteniendo la forma adecuada.

8. Mantenga su núcleo comprometido durante todo el ejercicio para apoyar la parte baja de la espalda y promover una mejor postura.

9. Evite arquear la espalda o inclinarse hacia atrás en la silla.

Versión modificada:

Si utilizar un balón de estabilidad le resulta demasiado desafiante, puede realizar el ejercicio sin ningún equipo simplemente extendiendo una pierna cada vez mientras está sentado. Concéntrese en trabajar los músculos del núcleo y realizar movimientos controlados para maximizar los beneficios del ejercicio.

Estos ejercicios no sólo fortalecerán sus músculos del núcleo, sino que también mejorarán su estabilidad, postura y movilidad mientras está sentado. Ya sea utilizando bandas de resistencia, pelotas de estabilidad o simples movimientos con el peso corporal, la práctica constante de estos ejercicios puede mejorar el equilibrio, reducir el riesgo de caídas y mejorar la calidad de vida, especialmente en el caso de los adultos mayores con movilidad limitada o que pasan largos periodos sentados.

Capítulo 6: Conexión entre mente y cuerpo: Técnicas de atención plena y respiración

El propósito de la atención plena es centrarse en la tarea que se está realizando, lo que la convierte en un componente esencial de cualquier régimen de ejercicio. Este capítulo describe los beneficios de la atención plena y las técnicas de respiración para la claridad mental, la reducción del estrés y el bienestar general. También incluye algunos ejercicios (junto con instrucciones paso a paso y consejos) que puede utilizar para practicar la atención plena.

Para obtener beneficios adicionales, el capítulo ofrece sugerencias para integrar la atención plena y las técnicas de respiración en su práctica de ejercicios en la silla y en su vida diaria. Por último, leerá

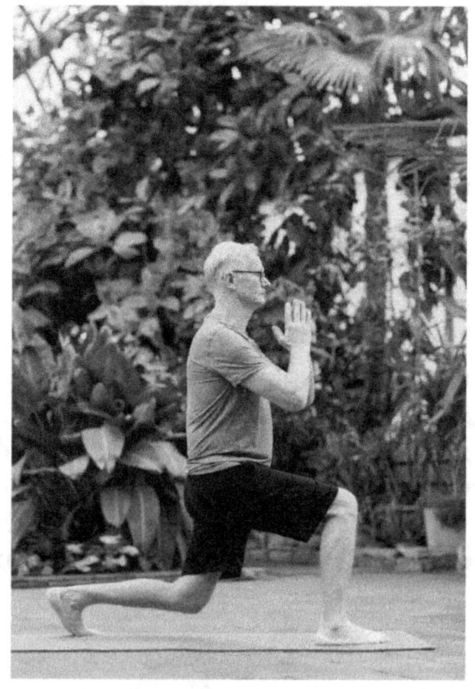

El propósito de la atención plena es centrarse en la tarea que tenemos entre manos[14]

con más detalle los beneficios holísticos de combinar los ejercicios físicos con el entrenamiento mental.

Los beneficios de la atención plena y las técnicas de respiración

Las técnicas de atención plena y respiración son conocidas desde hace tiempo por sus beneficios holísticos.

Ayudan a regular el sistema nervioso

Formado por un haz de nervios, el sistema nervioso autónomo es responsable de las reacciones específicas a los estímulos del entorno, conocidas como "reposo y digestión". Los ejercicios de atención plena (especialmente la respiración consciente) fomentan la activación de este estado, permitiendo que el cuerpo y la mente alcancen un estado de calma. Además, la respiración profunda ayuda a activar la parte lógica del cerebro, lo que le permite ejecutar una buena toma de decisiones y un pensamiento racional incluso en momentos de estrés.

Alivian el dolor

Vivir con dolor crónico puede dificultar la concentración en las tareas cotidianas, por no hablar de los entrenamientos. Los ejercicios de atención plena pueden alejar su mente del dolor, disminuir sus molestias y facilitar la actividad física. Lo consigue ayudando a desactivar la actividad en el tálamo, el centro de procesamiento del dolor de su cerebro.

Ayudan a ahuyentar las preocupaciones

La amígdala - la diminuta estructura parecida a una almendra situada en la parte posterior de su cerebro, es responsable de las respuestas de control emocional. Cuando la amígdala se activa, desencadena la respuesta de lucha o huida, poniendo a su cuerpo en un estado de angustia. Una respiración lenta, profunda y controlada puede reducir la actividad de la amígdala, señalando que no hay estrés que afrontar.

La respiración consciente también reduce la liberación de dopamina y otras sustancias bioquímicas relacionadas con el estrés en su organismo, lo que favorece una mejor respuesta al estrés. Estas hormonas se activan cuando se siente ansioso o temeroso y aparecen los signos físicos del estrés. Activar el estado de reposo y digestión contrarresta los efectos de la activación de la amígdala inducida por el estrés.

Le ayudan a dormir mejor

¿Alguna vez ha tenido problemas para conciliar el sueño, con la mente llena de preocupaciones sobre el futuro o recuerdos del pasado? O, tal vez, se encuentra despertándose varias veces a lo largo de la noche. Entonces, se siente fatigado durante todo el día y le falta energía para realizar las actividades cotidianas. La falta de sueño también afecta a su capacidad de concentración durante el ejercicio. Esto se debe a que el estrés, el dolor y otros factores perjudiciales para la salud reducen la producción de melatonina. La melatonina es esencial para dormir bien y la respiración consciente puede ayudar a estimular su producción.

Mejoran la salud física

Más allá de los beneficios para su salud mental y emocional, la atención plena y las técnicas de respiración también tienen un impacto positivo en su salud física. Por un lado, los diferentes aspectos de su salud están conectados, por lo que al mejorar uno, puede mejorarlos todos. Por ejemplo, si se siente ansioso o abrumado, su ritmo cardíaco aumenta y su respiración se vuelve superficial. Le entra más oxígeno en el cuerpo y los nutrientes no llegan a sus órganos porque su circulación se ve comprometida. Estas son respuestas totalmente naturales del cuerpo al estrés que pueden controlarse mediante la respiración consciente y otros ejercicios de atención plena. Si no, los efectos a largo plazo de estos síntomas inducidos por el estrés pueden ser perjudiciales para su bienestar físico y mental. Incluso pueden afectar a su rendimiento físico durante el ejercicio. Realizar respiraciones más profundas y controladas puede reducir su ritmo cardíaco, devolver la circulación a su ritmo normal y suministrar suficiente oxígeno a su cuerpo.

Mejorar su circulación también puede potenciar sus funciones cognitivas, lo que le ayudará a concentrarse mejor en sus entrenamientos y tareas cotidianas. Además, reducirá su riesgo de enfermedades cardiovasculares, diabetes de tipo 2, picos de cortisol, etc.

Al igual que el ejercicio aeróbico, la respiración regular, consciente y profunda puede mejorar su capacidad pulmonar, permitiéndole respirar correctamente incluso en los momentos más exigentes.

Los ejercicios de atención plena pueden incluso mejorar la digestión al proporcionar más oxígeno a su tracto gastrointestinal. Su cuerpo podrá absorber más nutrientes para mantenerle sano y su sistema inmunológico será más fuerte para mantener alejadas las infecciones.

Pueden mejorar su salud mental

La respiración consciente y otras técnicas de atención plena son formas excelentes de entrar en contacto con las sensaciones de su cuerpo. Al hacerlo, deja de centrarse en lo que le preocupa o tiene pensamientos negativos sobre sí mismo o sobre otra cosa. Esto ayuda a que la negatividad no deseada se desvanezca, ayudándole a mejorar su salud mental. Ya sea como parte de otras intervenciones de salud mental o como ejercicios independientes, la atención plena y las técnicas de respiración pueden ayudar a controlar los síntomas de la ansiedad y la depresión, la ira, la agitación emocional y los síntomas psicológicos de un trauma emocional o físico. También puede ayudar a combatir los efectos psicosomáticos del dolor crónico.

Técnicas de atención plena y respiración para las personas mayores

Respiración abdominal

La respiración abdominal puede ayudarle a fortalecer los músculos del diafragma, lo que le permitirá respirar más profundamente y fortalecerse durante el ejercicio, el estrés o las simples actividades cotidianas.

Instrucciones:

1. Siéntese erguido en una posición cómoda. Cierre los ojos o suavice la mirada, lo que prefiera.

2. Coloque la mano derecha sobre el pecho y la izquierda sobre el vientre.

3. Respire lenta y profundamente por la nariz y sienta cómo se expande su vientre.

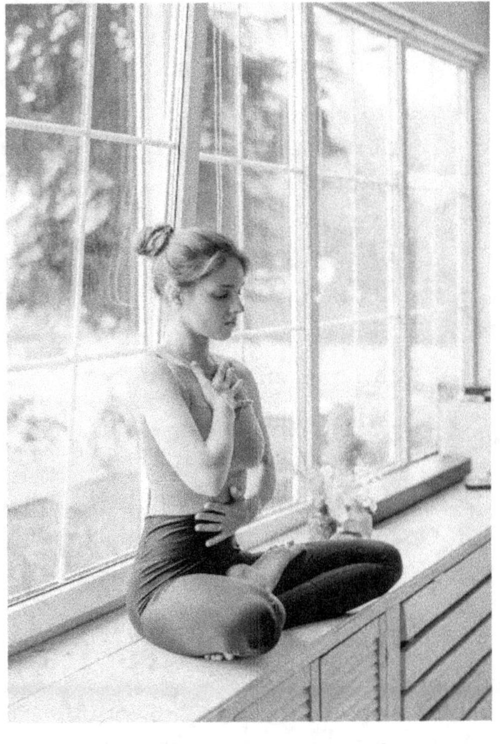

Respiración abdominal[15]

4. Al soltar la respiración, sienta cómo cae su vientre.

5. Realice esta técnica de respiración de 5 a 10 minutos una vez al día.

Respiración alterna por las fosas nasales

Esta antigua forma de respiración facilita la relajación simultánea de la mente y el cuerpo.

Instrucciones:

1. Siéntese o túmbese sobre una esterilla de yoga, manteniendo la espalda recta. Cierre los ojos o suavice la mirada, lo que prefiera.

2. Corte el flujo de aire en su fosa nasal izquierda con el pulgar izquierdo.

3. Inhale por la fosa nasal derecha. Cuando el vientre se haya expandido, cierre la fosa nasal derecha con el dedo anular derecho.

4. Aguante la respiración durante unos segundos.

5. Abra la fosa nasal izquierda y exhale por ella.

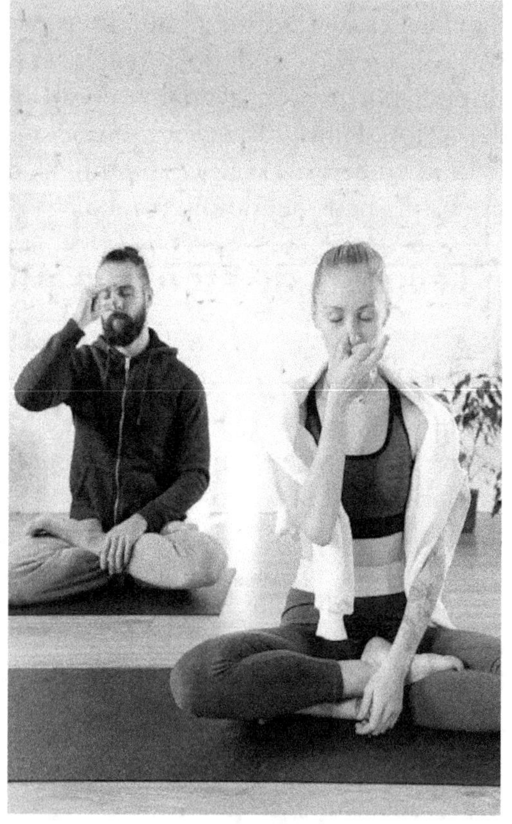

Respiración alterna por las fosas nasales[16]

6. A continuación, vuelva a inhalar por la fosa nasal libre, ciérrela y libere la otra para exhalar por ella.

7. Siga alternando entre las fosas nasales durante 5 a 10 minutos.

Respiración 4-7-8

Si el estrés le impide relajarse antes de hacer ejercicio o durante el día, esta técnica de respiración le aportará la calma que necesita.

Instrucciones:

1. Siéntese o túmbese sobre una esterilla de yoga. Cierre los ojos o suavice la mirada, lo que prefiera.
2. Respire profundamente por la nariz mientras cuenta hasta cuatro.
3. Aguante la respiración mientras cuenta hasta siete.
4. Exhale lentamente mientras cuenta hasta ocho.
5. Haga de 4 a 8 repeticiones dos veces al día: una cuando se sienta estresado a lo largo del día y otra antes de acostarse.

Respiración con el labio fruncido

Esta sencilla técnica respiratoria puede potenciar su función pulmonar, facilitándole la respiración durante las actividades físicas.

Instrucciones:

1. Siéntese o túmbese con la espalda recta y los hombros relajados.
2. Con la boca bien cerrada, respire profundamente por la nariz mientras cuenta hasta dos.
3. Imagine que está a punto de apagar una vela y frunce los labios.
4. Libere lentamente la respiración a través de los labios fruncidos mientras cuenta hasta cuatro.
5. Haga el ejercicio de 5 a 10 minutos al día.

Respiración del cuadrilátero

La respiración del cuadrilátero es otra herramienta fantástica para mejorar su concentración.

Instrucciones:

1. Busque una posición cómoda. Puede estar de pie, sentado o tumbado.
2. Cierre los ojos e imagine que está encima de un cuadrilátero.
3. Respire profundamente mientras cuenta hasta cuatro e imagina que se mueve hacia el lado del cuadrilátero.
4. Contenga la respiración mientras cuenta hasta cuatro y se mueve hacia el fondo del cuadrilátero en su mente.
5. Cuando exhale y cuente hasta cuatro de nuevo, podrá verse moviéndose hacia el otro lado del cuadrilátero.

6. Contenga la respiración mientras cuenta hasta cuatro e imagínese llegando de nuevo a la parte superior del cuadrilátero.

7. Intente dar una vuelta al cuadrilátero de 5 a 10 minutos cada día.

Escaneo corporal rápido

Una rápida meditación de exploración corporal le ayudará a tomar conciencia de las sensaciones de su cuerpo, explorar sus orígenes y diseñar sus rutinas de entrenamiento en consecuencia.

Instrucciones:

1. Busque un espacio tranquilo donde pueda relajarse. Lo mejor es que se siente o se tumbe, pero puede permanecer de pie si lo desea.

2. Cierre los ojos y profundice en su respiración.

3. Mientras respira profundamente, note cómo se siente cada parte de su cuerpo. Empiece por los dedos de los pies y examine cada parte de sí mismo sistemáticamente hasta llegar a la coronilla.

4. ¿Ha notado tensión en alguna parte? Si es así, ¿cómo puede aliviarla?

Conectar con la naturaleza

Conectar con el mundo natural que le rodea es una de las formas más fáciles de mejorar su bienestar mental.

Instrucciones:

1. Encuentre un rincón tranquilo de la naturaleza y dedique unos momentos a pararse o sentarse en él.

2. Respire un poco y tome nota de lo que le rodea.

3. ¿Qué puede captar en cada uno de sus sentidos? Tómese su tiempo para apreciar todo esto.

Los cinco sentidos

Este ejercicio de atención plena es una forma estupenda de anclarse en el momento presente y centrar su atención en el mundo que le rodea. Puede hacerlo en cualquier momento y lugar. Y es una forma estupenda de devolver su atención al presente cuando se sienta estresado o abrumado.

Instrucciones:

1. Empiece cerrando los ojos y respirando profundamente unas cuantas veces.

2. A continuación, empiece a notar lo que experimenta a través de sus sentidos. ¿Puede notar cinco cosas que puede ver, cuatro que puede sentir, tres que puede oír, dos que puede oler y una que puede saborear?

3. Trabaje anotando todo esto para conseguir una relajación completa en su mente y en su cuerpo.

Ejercicio de gratitud

Practicar la gratitud es otro magnífico ejercicio que fomenta la atención plena. Puede utilizarlo para cultivar esta habilidad, centrarse en los aspectos positivos de su vida y pasar menos tiempo con pensamientos preocupantes que pueden afectar a su salud física y mental.

Instrucciones:

1. Tómese unos minutos para pensar o escribir las cosas por las que está agradecido. Entre ellas puede incluir su salud, su familia y sus amigos, así como sus posesiones favoritas.

2. Centrarse en aquello por lo que está agradecido puede ayudarle a apreciar lo bueno de su vida y facilitar que se desprenda de los pensamientos y emociones negativos. Puede ser fácil estancarse en los aspectos negativos de la vida, especialmente cuando las cosas son difíciles.

Atención plena creativa

¿Alguna vez se ha encontrado garabateando algo mientras hablaba por teléfono con alguien? Crear arte es una técnica de atención plena infravalorada que puede incorporar fácilmente a su vida. No tiene por qué ser nada complejo o lujoso. Incluso un ejercicio de dibujo de atención plena de 10 minutos le ayudará mucho a despejar la mente. Suponga que no le apetece ponerse creativo con el dibujo u otras formas de arte. En ese caso, siempre puede utilizar un libro para colorear en su lugar y dar rienda suelta a su imaginación sobre los tonos que desee utilizar.

Instrucciones:

1. Siéntese erguido con los hombros relajados.

2. Inspire profundamente durante cinco segundos y luego espire lentamente durante cinco segundos. Repítalo hasta diez veces.

3. Cuando coja su herramienta, fíjese en su agarre. ¿Está demasiado apretado o demasiado flojo? No dude en probar diferentes formas de sujetarla hasta que encuentre la que le ayude a relajarse.

4. A continuación, cambie su enfoque hacia lo que desea crear. Puede inspirarse en la música poniendo sus canciones favoritas, describiendo las emociones que siente en ese momento, representando a una persona de su elección o una silueta, o mirando al aire libre desde una ventana o mientras da su último paseo.

Integrar las técnicas de atención plena en su práctica de ejercicio en silla y en su vida diaria

Abordar los objetivos de salud con una perspectiva más consciente podría ofrecerle una mejor solución para el éxito a largo plazo porque le ayuda a estar plenamente presente cuando necesita tomar decisiones saludables. Por eso, integrar la atención plena en su régimen de ejercicio en silla le permitirá sacarle el máximo partido. Intente comprobar con usted mismo después de su ejercicio en silla cada día para ver cómo se siente. Después, intente hacer esto los días que no haga ejercicio.

Sin embargo, el arte de la atención plena también puede ser útil en la vida cotidiana. La atención plena consiste en estar presente, y usted puede estar presente en cualquier momento: mientras lava los platos, pasea al perro o se da un baño.

Una de las mejores formas de incorporar la atención plena y las técnicas de respiración a su ejercicio es aprender a permanecer presente durante los entrenamientos. Su objetivo es realizar los movimientos con la máxima intención de mantenerse en buena forma y alineado. A veces, su mente empieza a divagar de repente. Esto es normal y todo el mundo lo experimenta de vez en cuando. La clave es comprender cómo traerla de vuelta al presente. Estar plenamente presente es especialmente crucial para mejorar el equilibrio y la postura, desarrollar la musculatura y favorecer la recuperación de una lesión o una enfermedad. Así que, la próxima vez que su mente se desconcentre a mitad del ejercicio, concéntrese en involucrar a sus músculos y sentir su contracción. Con la práctica, su concentración mejorará, junto con la calidad y eficacia de su ejercicio. Puede hacer lo mismo cuando se encuentre perdiendo la concentración en una tarea o quehacer que esté realizando.

La respiración tiene un impacto sorprendentemente amplio en el ejercicio. Sin embargo, muchas personas simplemente se olvidan de respirar porque se centran demasiado en realizar bien el movimiento. Centrarse en la respiración fomenta el compromiso y la coordinación muscular adecuados, lo que en última instancia maximiza la eficacia del movimiento. Al activar y contraer los músculos, respire siempre profundamente. Al soltarla, debe expandir y liberar los músculos.

Las técnicas de respiración también pueden resultarle útiles cuando se sienta estresado o ansioso. Por ejemplo, la Respiración de Paz es un poderoso ejercicio que se centra en el control de la respiración. La respiración profunda y consciente no sólo oxigena el cerebro, sino que también ralentiza el ritmo cardíaco, lo que infunde una sensación de calma. Siempre que se sienta estresado, inhale profundamente por la nariz, haga una pausa y exhale lentamente, liberando su estrés, junto con el aire de sus pulmones. Continúe hasta que sienta que su mente vuelve a su estado de equilibrio. También puede incorporar este ejercicio a su rutina diaria. Por ejemplo, puede hacerlo antes de acostarse por la noche. Se dormirá más rápido y tendrá una mejor calidad de sueño durante la noche.

Preste atención a sus hábitos de ejercicio

Para establecer nuevos hábitos que fomenten mejores resultados del ejercicio, debe ser consciente de las decisiones que toma a lo largo del día. Se trata de un proceso automático y, a menos que tome conciencia de ello, es probable que experimente un desvío. Por ejemplo, ¿da prioridad a hacer los ejercicios de la silla todos los días? ¿O tiende a posponer sus ejercicios, con la intención de retomar la rutina más tarde? Si se aplica lo segundo, sea consciente de su intención de luchar contra el impulso de posponer sus entrenamientos. Por ejemplo, cuando se levante por la mañana, escriba en un papel: "Hoy haré ejercicio, no importa cómo me sienta al respecto". Si lo necesita, siga mirando el papel hasta que llegue la hora de ponerse en marcha. Esto es sólo para ayudarle a centrarse en su intención. Después, los pensamientos de hacer ejercicio surgirán automáticamente a lo largo del día.

Experimente plenamente el presente

A veces, la atención plena consiste simplemente en tomarse el tiempo necesario para apreciar cada momento. Por ejemplo, en cualquier momento del día, puede detenerse y mirar a su alrededor, absorbiendo las formas y los colores de los objetos cotidianos. O puede tomarse su tiempo mientras cocina y consume una comida, saboreando los olores y sabores e identificando los aromas individuales mezclados en la combinación de sabores. También puede explorar la sensación mientras está sentado viendo la televisión, de pie en la cola del supermercado o paseando. La escucha activa es otro consejo fantástico: le ayuda a sintonizar con los sonidos que le rodean, así como con las conversaciones que mantiene con otras personas.

Camine con atención

Caminar es probablemente uno de los actos de atención plena más sencillos que han existido, y sin embargo tiene una plétora de beneficios. Pruebe a prestar atención al ritmo de su caminar y a la sensación que recorre su cuerpo cuando camina. Deje que su entorno se convierta en su centro de atención y verá por qué. Dado que combina la actividad física con la atención plena, caminar es especialmente beneficioso para las personas mayores.

Los beneficios holísticos de combinar ejercicios físicos con entrenamiento mental

Combinar ejercicios físicos con entrenamiento mental puede beneficiarle de muchas maneras maravillosas, incluidas las que se enumeran a continuación.

Enfoque mejorado

¿Alguna vez se ha sorprendido haciendo largas pausas entre series, distrayéndose con pensamientos sobre las tareas cotidianas? La respiración consciente durante todo el ejercicio puede ayudarle a permanecer concentrado en mantener la forma y la alineación adecuadas, evitar los movimientos bruscos que podrían provocar lesiones y eliminar las distracciones. Estar plenamente presente durante los entrenamientos le permitirá prestar toda su atención a lo que está haciendo.

Conciencia corporal avanzada

Practicar la atención plena es una forma excelente de entrar en contacto con su cuerpo. Al conocer su cuerpo, se vuelve más consciente de las sensaciones que lo recorren durante el ejercicio.

Los movimientos suaves para las personas mayores están diseñados para hacerse despacio, lo que fomenta una mayor concentración en la respiración - no sólo porque centrarse en la respiración significa que puede dejar de lado las preocupaciones. Hace que sea más fácil fijarse en su forma y corregirla si es necesario, y sentir si un movimiento le provoca tensión en alguna zona y ajustarlo en consecuencia. Esto contribuirá en gran medida a prevenir las lesiones relacionadas con el ejercicio, que son más frecuentes en las personas mayores.

Mejor salud mental

Si no está acostumbrado al ejercicio físico, se necesita una motivación inquebrantable para seguir con cualquier rutina de entrenamiento. Una de las razones por las que muchas personas no consiguen mantenerse motivadas para hacer ejercicio es porque se estresan en exceso por el rendimiento y los resultados. La atención plena es un excelente aliviador del estrés, con la capacidad de ahuyentar cualquier preocupación que pudiera interferir con sus planes de ponerse en forma. Practicando la respiración y otras técnicas de atención plena, puede aprender a ser paciente y a centrarse únicamente en mejorar un poco cada vez, lo que le dará un impulso de confianza y le motivará para seguir moviéndose.

Mayor disfrute

Si tiene problemas de movilidad, la actividad física será lo último que crea que le aportará alegría. La atención plena puede ayudarle a cambiar esta creencia. Al permitirle estar plenamente presente y en el momento, le mostrará todas las cosas que puede apreciar de su actividad física: el sonido de su respiración suministrando oxígeno a su cuerpo, los movimientos de los que son capaces sus músculos y la belleza de su entorno. Además, los ejercicios de atención plena y respiración pueden enseñarle a ser más consciente de sus progresos, lo que hará que los entrenamientos sean aún más agradables.

Capítulo 7: Flexibilidad y movilidad: Estiramientos y movimientos

Mantener una buena salud física es clave, y la flexibilidad desempeña un papel crucial. A lo largo de la vida, diversos factores como el envejecimiento, permanecer sentado demasiado tiempo o una mala postura pueden mermar su flexibilidad. Imagínese sentado en su escritorio durante horas y horas, sintiendo que sus músculos se tensan como una vieja goma elástica, o intentando atarse los zapatos y dándose cuenta de que apenas llega ya a los dedos de los pies: ¡esa es la realidad de muchas personas!

Aquí es donde entra en juego el yoga en silla. Proporciona a su cuerpo una puesta a punto muy necesaria y le ayuda a estirar esos músculos tensos y a engrasar las articulaciones. El yoga no sólo trata de la flexibilidad física; también es un antiestrés. Piense en esos momentos en los que la vida le lanza una bola curva de más y se siente

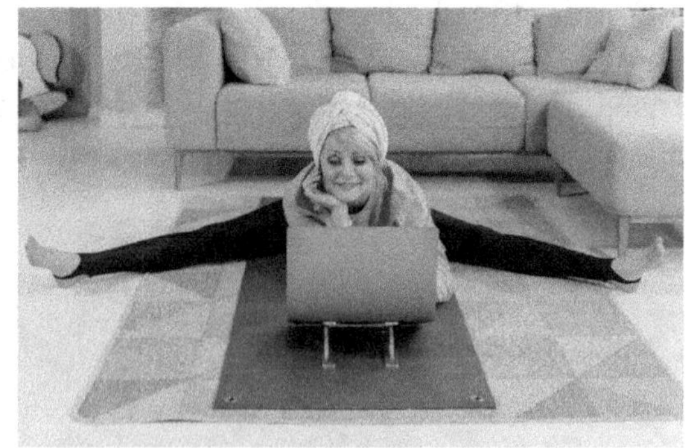

La flexibilidad desempeña un papel crucial[17]

como si llevara el peso del mundo sobre los hombros.

Este capítulo está adaptado para abordar las necesidades específicas de los adultos mayores que buscan recuperar la flexibilidad y la movilidad. Estas posturas accesibles están diseñadas para adaptarse a distintos niveles de flexibilidad y movilidad, proporcionando un medio suave pero eficaz de mejorar el bienestar físico general. Tanto si se está recuperando de un día sedentario en la oficina como si busca contrarrestar los efectos del envejecimiento, estas posturas de yoga en silla le ayudarán a recuperar la libertad de movimiento en su vida.

Estiramiento del músculo dorsal ancho

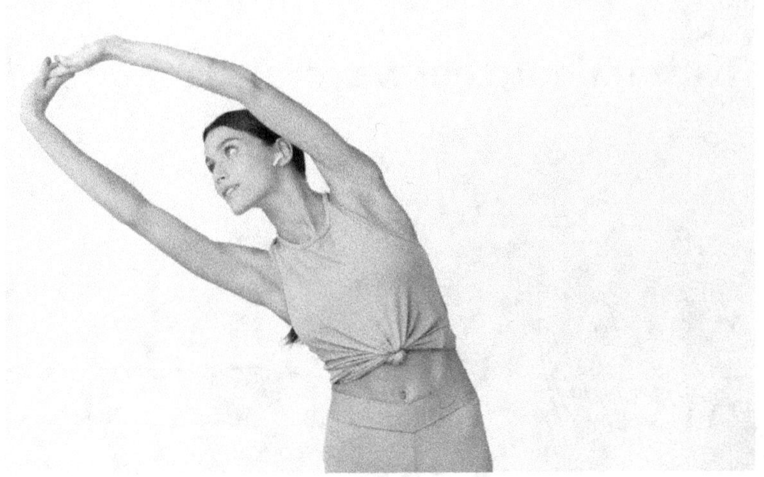

Estiramiento del músculo dorsal ancho[18]

Este ejercicio se dirige al músculo dorsal ancho, crucial para la flexibilidad y la postura de la parte superior del cuerpo.

Instrucciones:

1. Colóquese junto a una silla, sujetando su respaldo o su asiento con la mano izquierda para apoyarse.

2. Extienda el brazo derecho por encima de la cabeza, extendiéndolo hacia el techo con la palma de la mano hacia fuera. Apunte a la extensión completa sin hacer fuerza.

3. Imagine que tira de su hombro derecho hacia arriba para un mayor estiramiento.

4. Mantenga la espalda recta y active su núcleo.

5. Conserve la posición durante 20 segundos, sintiendo el estiramiento en el costado derecho, las costillas y debajo de la axila.

6. Suelte y baje el brazo.

7. Repita del otro lado, apoyando la mano derecha en la silla y estirando el brazo izquierdo por encima de la cabeza.

Versión modificada:

Para facilitar este estiramiento, realícelo sentado en la silla. Siéntese cómodamente con la espalda recta, luego levante un brazo por encima de la cabeza mientras se agarra al reposabrazos de la silla para apoyarse. Sienta el estiramiento en el costado y las costillas sin esforzarse demasiado.

Estiramiento del flexor de la muñeca

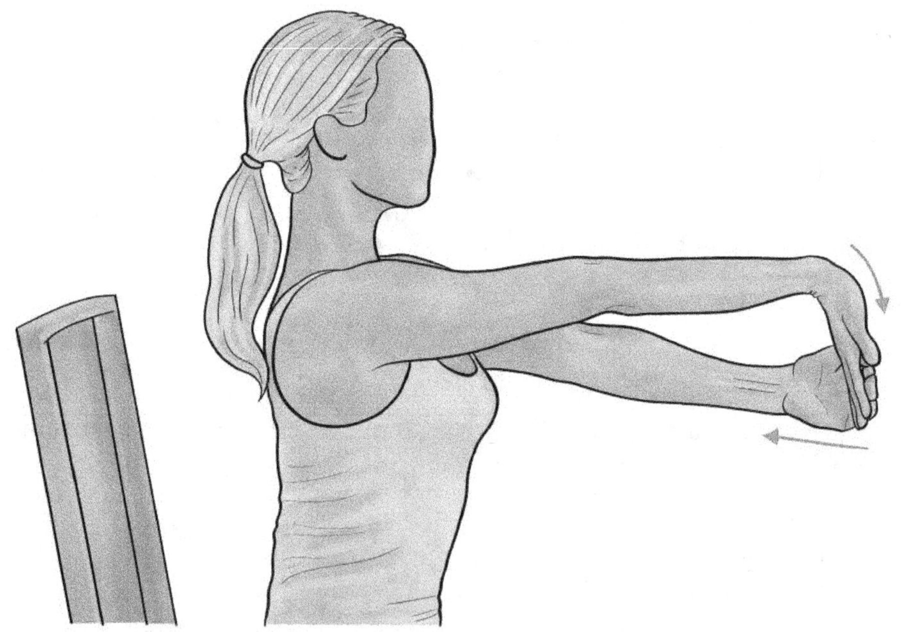

Estiramiento del flexor de la muñeca

Este ejercicio estira los músculos del antebrazo y la muñeca, favoreciendo la flexibilidad y aliviando la tensión.

Instrucciones:

1. Siéntese cómodamente en su silla con la espalda recta.
2. Extienda el brazo derecho delante de usted, con la palma hacia abajo.
3. Utilice la mano izquierda para tirar suavemente de los dedos de la mano derecha hacia el cuerpo.
4. Sienta un estiramiento a lo largo del antebrazo y la muñeca.
5. Mantenga la posición de 15 a 30 segundos y luego cambie al otro brazo.

Movimientos del tobillo

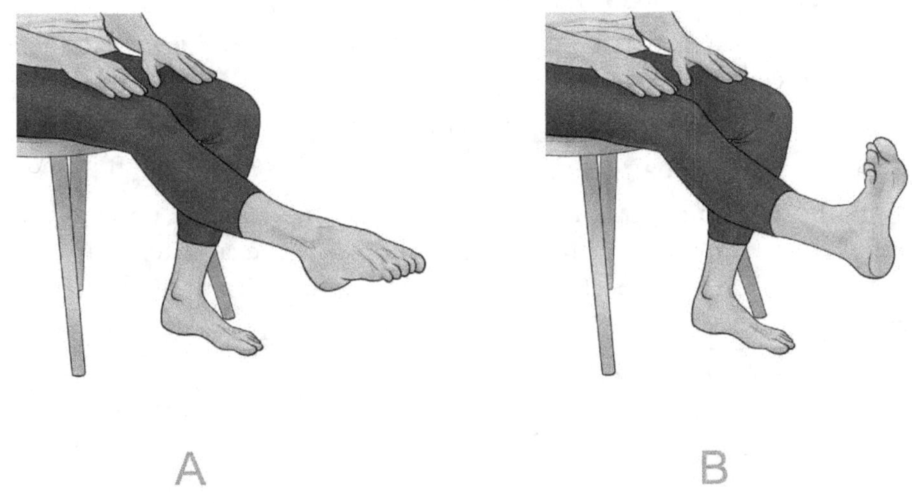

Movimientos del tobillo

Los movimientos del tobillo mejoran la flexibilidad del tobillo y la circulación en las extremidades inferiores.

Instrucciones:

1. Siéntese con la espalda apoyada en el respaldo de la silla.
2. Levante ligeramente un pie del suelo y flexione los dedos, llevándolos hacia la espinilla.
3. Apunte el pie hacia delante, doble los dedos y luego enderécelos.
4. Repita este proceso con el otro pie.
5. Realice 10 repeticiones en cada tobillo, haciendo hincapié en los movimientos controlados para mejorar la flexibilidad.

Giros con el cuello en posición sentada

Este ejercicio favorece la movilidad del cuello y alivia la tensión de la columna cervical.

Instrucciones:

1. Siéntese cómodamente con las caderas hacia atrás y la espalda apoyada en la silla.
2. Mantenga la columna recta y la postura erguida para la estabilidad del núcleo.
3. Plante ambos pies firmemente en el suelo.
4. Gire lentamente la cabeza hacia la derecha o hacia la izquierda para realizar un estiramiento suave.
5. Mantenga la posición durante 30 segundos y luego cambie de dirección.
6. Repita de 3 a 5 veces en cada dirección.

Versión modificada:

Para un estiramiento más suave, siéntese cómodamente en la silla con una postura erguida. Gire suavemente la cabeza hacia un lado, manteniéndola así entre 20 y 30 segundos, y luego cambie al otro lado. Repita la operación tantas veces como desee para un estiramiento relajante del cuello.

Postura de la montaña en silla

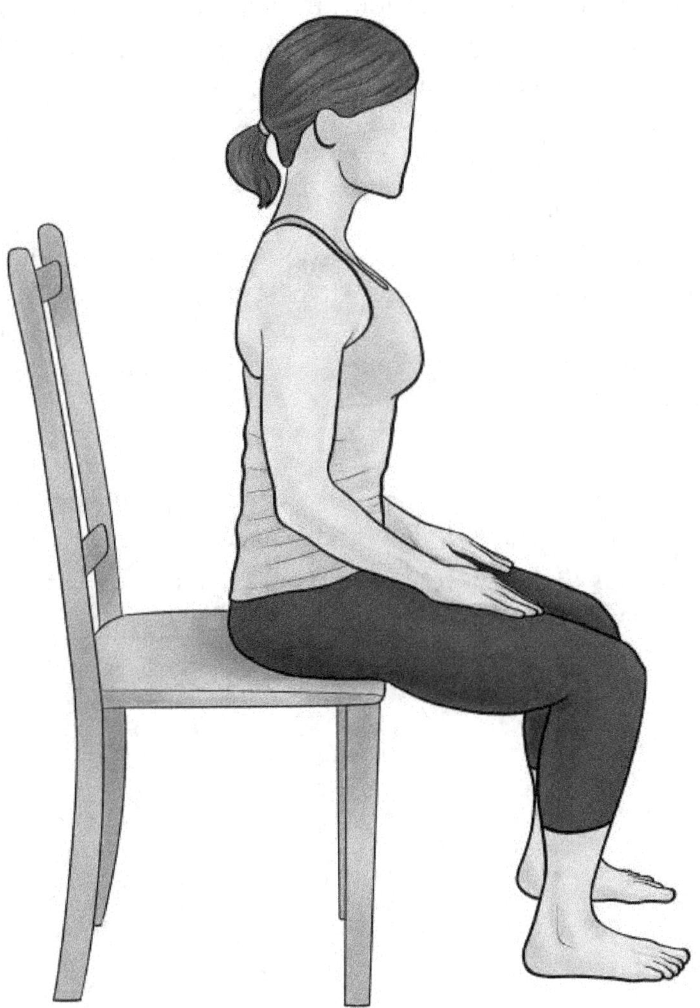

Postura de la montaña en silla

Esta variación sentada de la postura de la montaña favorece la alineación y la estabilidad del núcleo.

Instrucciones:

1. Siéntese en el centro de la silla, manteniendo la parte superior del cuerpo relajada y erguida. Siéntese sobre los huesos del asiento para mayor estabilidad, ajustando las nalgas ligeramente hacia fuera.

2. Coloque las manos sobre el regazo, mantenga el torso erguido, meta el coxis y lleve el ombligo hacia la columna. Mantenga los hombros y el cuello relajados, mirando hacia delante.

3. Para mayor comodidad y alineación, gire los hombros hacia atrás, ensanche el pecho y baje los omóplatos.

4. Coloque los pies separados a la anchura de las caderas, alineando los talones con las rodillas.

Versión modificada:

Si se siente incómodo, utilice un soporte como un almohadón o una manta, asegurándose de que no sea demasiado grueso. Esto mantiene una distribución uniforme del peso y le permite sentir los huesos de la sentadilla sobre el apoyo, mejorando la estabilidad durante la postura.

Variación #1

Instrucciones:

1. Entrelace los dedos y presione suavemente contra la línea de la mandíbula, inclinando la mirada hacia arriba.

2. Relaje los dedos, llévelos a la parte posterior de la cabeza y ejerza una suave presión para acercar la barbilla al pecho.

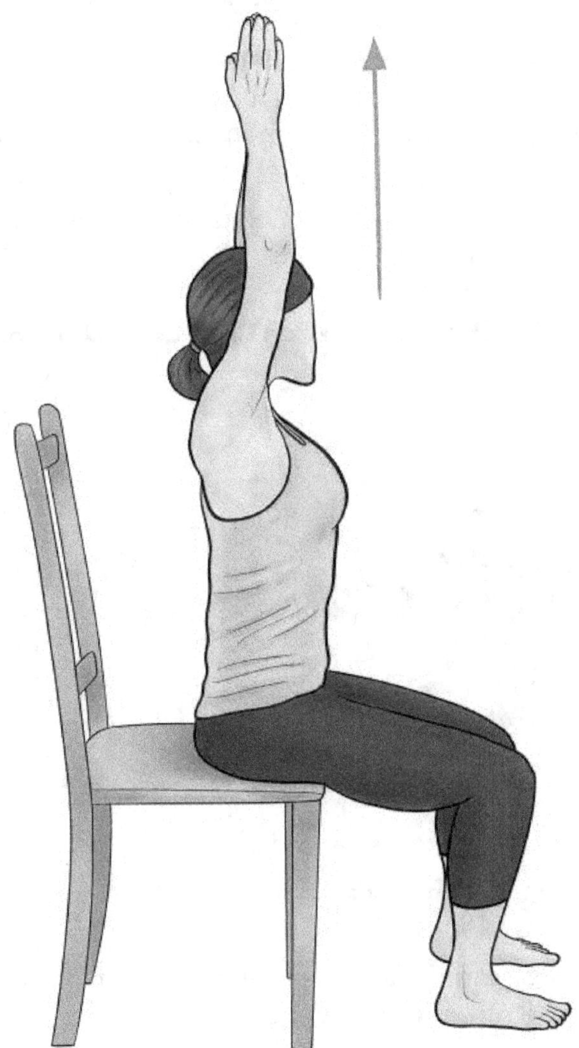

Postura de la montaña en silla

Instrucciones:

1. Vuelva a la postura de la montaña y extienda el brazo derecho por encima de la cabeza, en dirección al techo.

2. Incline la cabeza hacia la derecha, agarrándose la oreja izquierda con la mano extendida.

3. Estire el brazo izquierdo a lo largo del muslo izquierdo hasta que sienta un estiramiento en el lado izquierdo del cuello.

4. Repita en el lado opuesto, extendiendo la mano izquierda para agarrarse la oreja derecha y estirando el brazo derecho.

Variación #3

Instrucciones:

- Comience en la postura de la montaña con la cabeza inclinada.

- Gire lentamente la cabeza en un círculo completo, dando dos vueltas hacia la izquierda. Repita el movimiento circular en sentido contrario.

Inclinación hacia delante con dos sillas

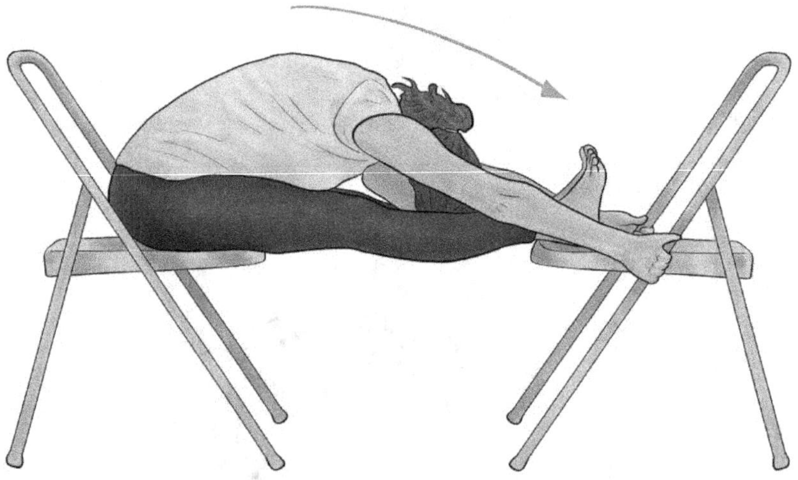

Flexión hacia delante con dos sillas

Instrucciones:

1. Coloque dos sillas de la misma altura una frente a la otra, con una separación de una pierna.

2. Siéntese en una silla y extienda las piernas sobre la otra, asegurándose de que las rodillas están completamente estiradas y los pies permanecen planos sobre el asiento.

3. Flexione los pies, manteniendo los dedos apuntando hacia arriba.

4. Inhale, estirando ambos brazos por encima de la cabeza con los dedos extendidos.

5. Exhale lentamente, doblando el torso hacia delante y apoyando la parte inferior del abdomen en la parte superior del muslo, manteniendo una buena alineación de la columna vertebral.

En función de la flexibilidad:

- Coloque las manos sobre los muslos, las rodillas, los tobillos o las plantas de los pies sin comprometer la rectitud de la columna vertebral.
- Alternativamente, agárrese a los lados de la silla de repuesto para obtener un apoyo adicional si es necesario.

Versión modificada:

Para un estiramiento más suave, siéntese en el borde de una silla con los pies apoyados en el suelo. Extienda los brazos hacia delante, luego gire lentamente las caderas e inclínese hacia delante, dejando que el torso descanse sobre los muslos. Mantenga la postura durante un tiempo cómodo, sintiendo el estiramiento en la zona lumbar y los isquiotibiales.

Estiramiento de los pies

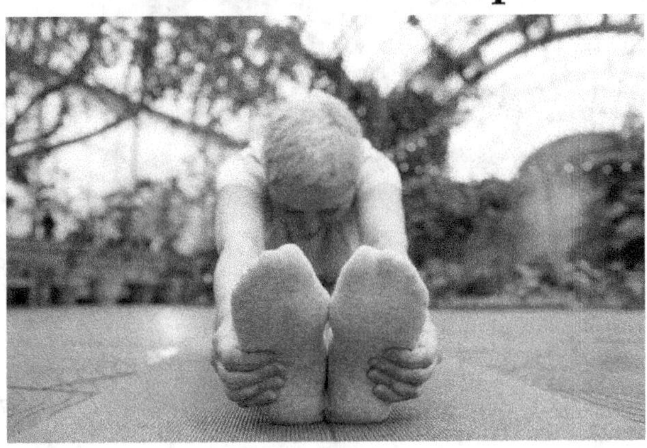

Estiramiento de los pies[19]

Instrucciones:

1. Desde la postura de la montaña, gire los tobillos hacia dentro, rozando las plantas de los pies en sus bordes exteriores. Aguante unas cuantas respiraciones y vuelva al principio.

2. Desplace el peso hacia delante con los talones levantados y los dedos de los pies soportando la carga. Balancéelos juguetonamente de lado a lado.

3. Presione los talones hacia abajo, lleve los dedos de los pies hacia el cielo y métalos por debajo de los metatarsos para conseguir un estiramiento suave.

4. Si le resulta cómodo, levante los talones para aumentar el tirón.

Rodilla al pecho

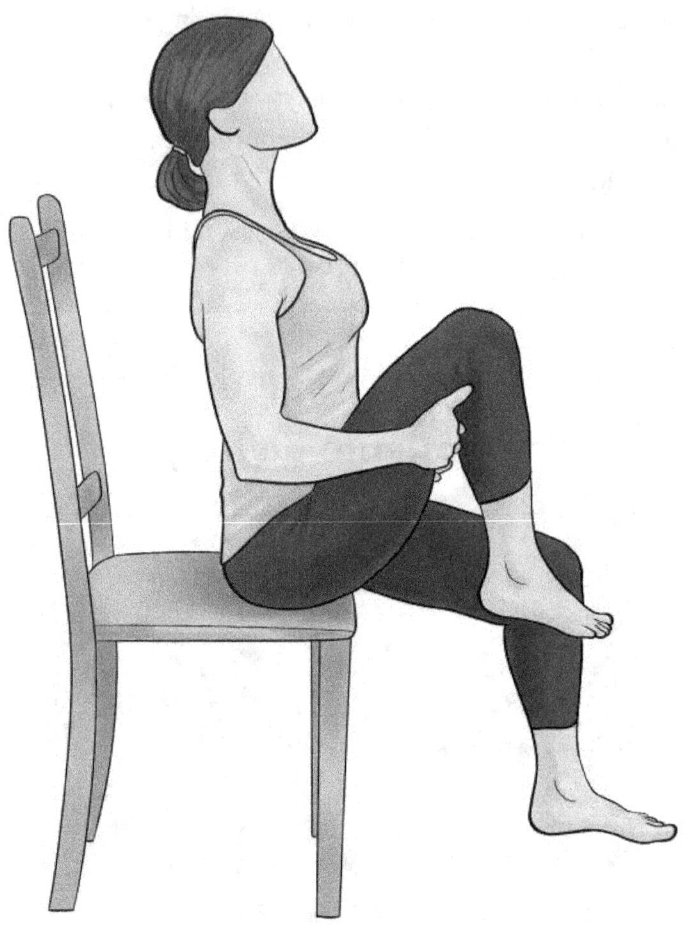

Rodilla al pecho

Instrucciones:

1. Siéntese erguido en su silla con los brazos a los lados.

2. Suba una rodilla hacia el pecho, sujetando la espinilla o el muslo para mantener el equilibrio.

3. Mantenga la otra pierna plantada en el suelo.

4. Aguante durante cinco respiraciones profundas, manteniendo la columna recta.

5. Baje lentamente la rodilla hasta volver a la postura de la montaña y repita con la otra pierna.

Entrelazar los dedos y flexionar la espalda

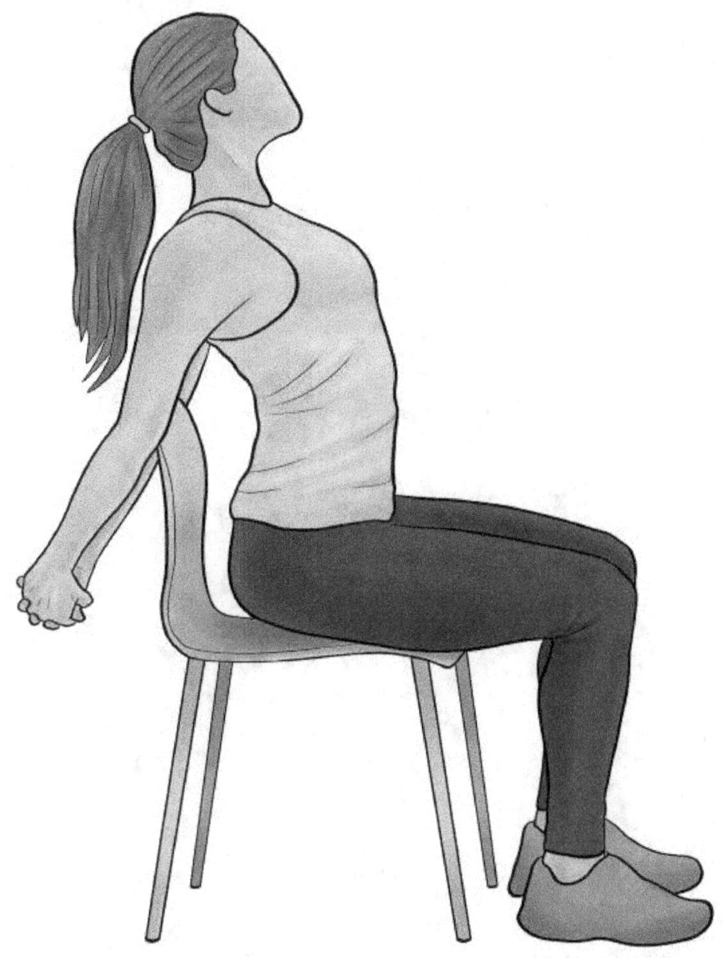

Entrelazar los dedos y flexionar la espalda

Instrucciones:

1. Comience en la postura de la montaña con la espalda recta.

2. Entrelace los dedos por detrás de la parte baja de la espalda, asegurando un bloqueo seguro antes de enderezar los codos.

3. Mire hacia arriba, levantando el pecho y sintiendo un estiramiento en los brazos y los omóplatos.

4. Para un reto añadido, inclínese ligeramente hacia delante y levante los brazos entrelazados por encima de la cabeza.

Postura del águila en una silla

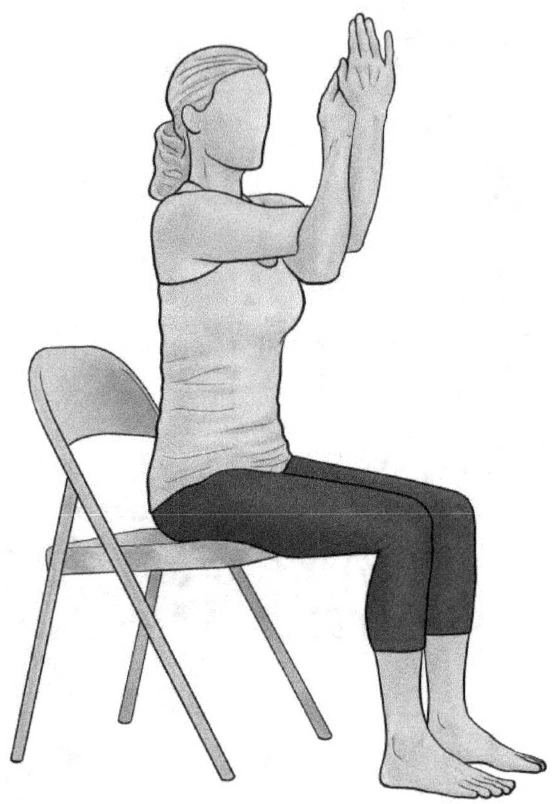

Postura del águila en una silla

Instrucciones:

1. Siéntese cómodamente erguido en su silla con la espalda recta y los hombros relajados.

2. Extienda los brazos hacia delante a la altura del pecho, con los codos doblados a 90 grados y los dedos apuntando hacia arriba.

3. Apile el codo derecho sobre el izquierdo, dejando que las manos se crucen de forma natural.

4. Entrelace los dedos, aunque su mano derecha sólo alcance la punta de los dedos de la izquierda.

5. Inhale profundamente, levantando ambos codos y llevando la parte superior de los brazos perpendicular al pecho.

6. Exhale lentamente, relajándose de nuevo hasta la posición neutra.

Flexión hacia delante en silla

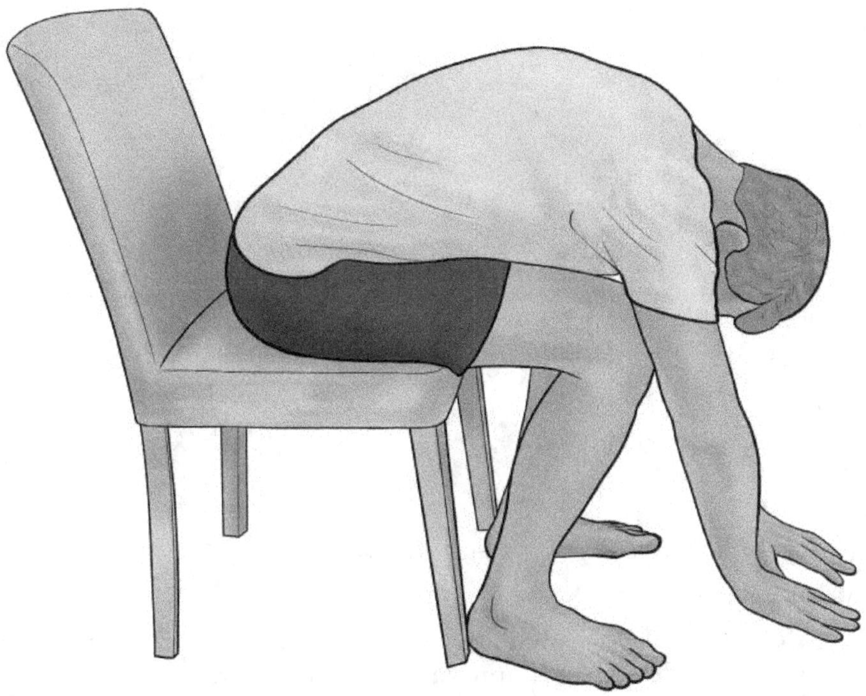

Flexión hacia delante en silla

Instrucciones:

1. Siéntese erguido en su silla con los pies ligeramente separados a la anchura de las caderas.

2. Inhale profundamente, alargando la columna, y levante los brazos hacia el techo.

3. Exhale, inclinándose hacia delante desde la parte baja de la cintura y doblando el torso entre los muslos.

4. Apoye suavemente los hombros en las rodillas o mantenga los brazos extendidos hacia delante para una buena alineación de la columna vertebral.

5. Abrace las espinillas con las manos o mantenga los brazos extendidos.

6. Mantenga la posición durante al menos cinco respiraciones profundas, disfrutando del estiramiento de la espalda y los isquiotibiales.

Perro boca abajo (modificado)

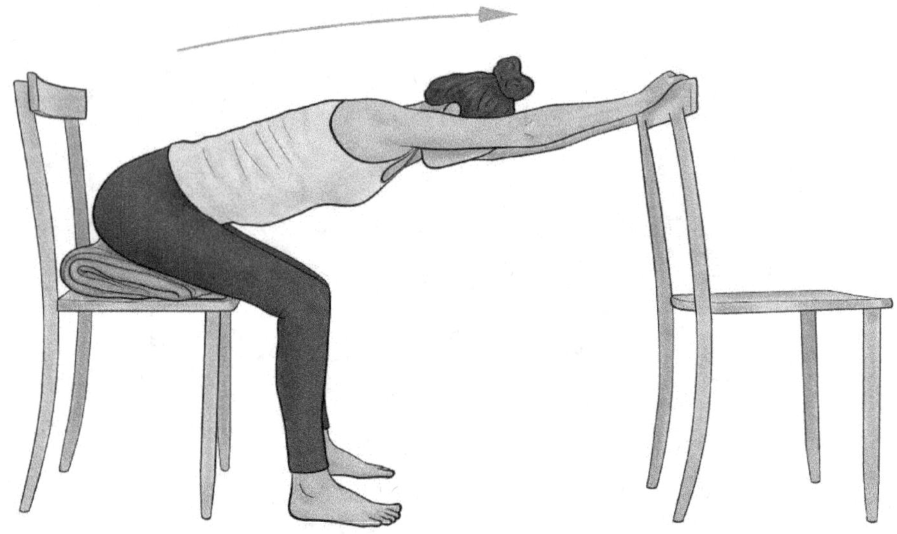

Perro boca abajo

Instrucciones:

1. Coja dos sillas. Coloque la segunda silla con el respaldo hacia usted, a una distancia aproximada de un brazo. Ajuste la distancia a la longitud de sus piernas.

2. Comience en la postura de la montaña con los pies separados a la anchura de las caderas y los brazos a los lados.

3. Inhale y levante los brazos por encima de la cabeza, alargando la columna.

4. Exhale lentamente e incline el torso hacia delante, extendiendo las manos hacia el respaldo.

5. Mantenga la espalda recta, active el núcleo y alargue la columna vertebral.

6. Mantenga esta posición, disfrutando del suave estiramiento del pecho y los hombros. Respire profundamente y concéntrese en la relajación.

Postura de la silla (modificada)

Instrucciones:

1. Vuelva a la postura de la montaña con los pies separados a la anchura de las caderas y los brazos a los lados. Inhale profundamente, levantando los brazos por encima de la cabeza y extendiéndolos hacia el techo para alargar la columna vertebral.

2. Exhale lentamente y comience a doblar el torso hacia delante, buscando un ángulo de 45 grados. Concéntrese en activar su núcleo y mantener una columna larga y recta.

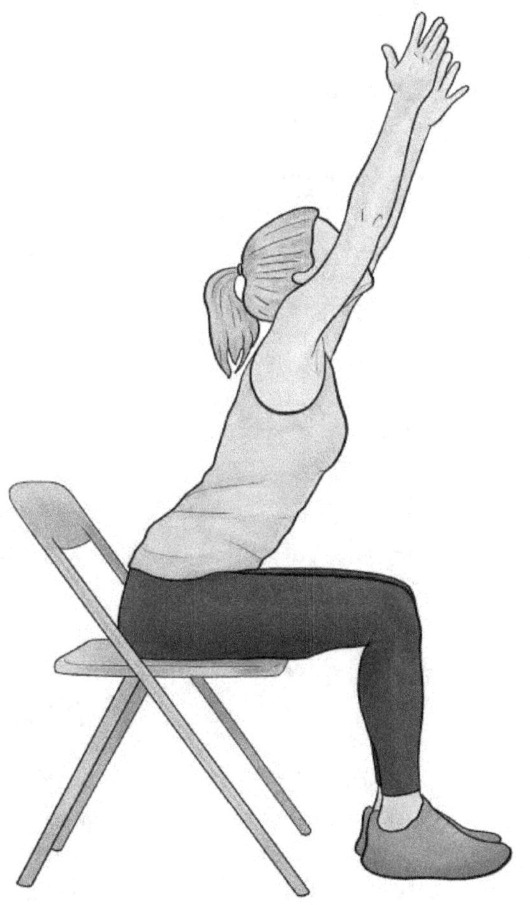

Postura de silla

3. Mantenga la posición durante 5 respiraciones profundas, centrándose en la respiración y disfrutando del suave estiramiento de la espalda.

4. Inhale y vuelva lentamente a la postura de la montaña con los brazos a los lados.

5. Repita este proceso varias veces para obtener un conjunto completo.

Saludo al sol en una silla

Instrucciones:

1. Siéntese cómodamente con la columna recta.

2. Inhale, estirando los brazos por encima de la cabeza con las palmas una frente a la otra.

3. Exhale, llevando las manos al centro del corazón.

4. Inhale de nuevo, extendiendo los brazos hacia atrás por encima de la cabeza.

5. Repita este proceso, coordinando cada movimiento con su respiración.

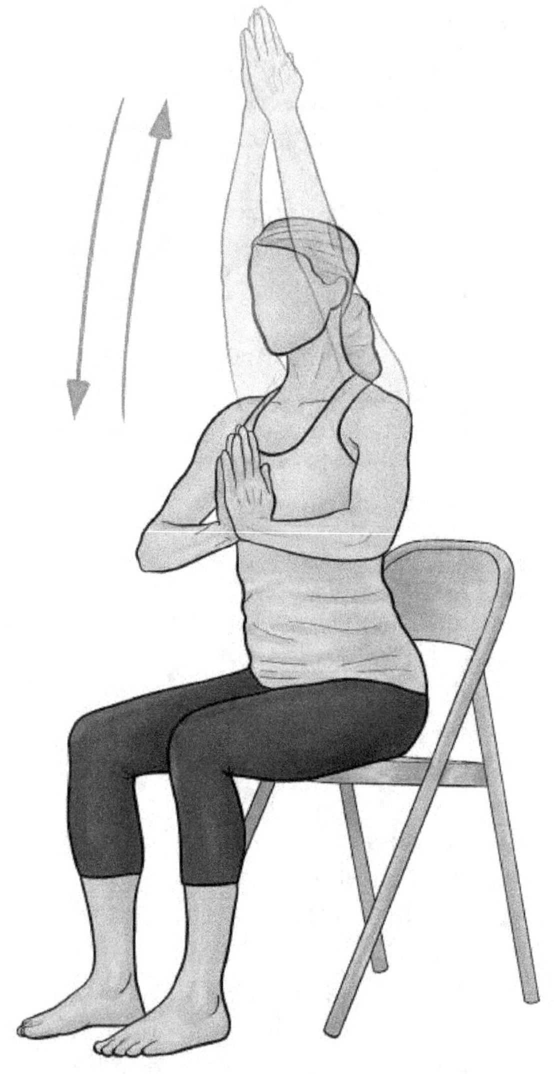

Saludo al sol

Abrazo del oso

Instrucciones:

1. Siéntese cómodamente en su silla, mantenga una buena postura e inspire profundamente.

2. Al exhalar, abra bien los brazos, extendiéndolos alrededor en un movimiento de abrazo de oso, abrazándose a sí mismo.

3. Cruce los brazos delante del pecho, dejando que los omóplatos se separen suavemente.

4. Inhale al expandir el pecho y exhale al soltar el abrazo.

5. Repita esta secuencia, conectando su respiración con el reconfortante movimiento del abrazo del oso.

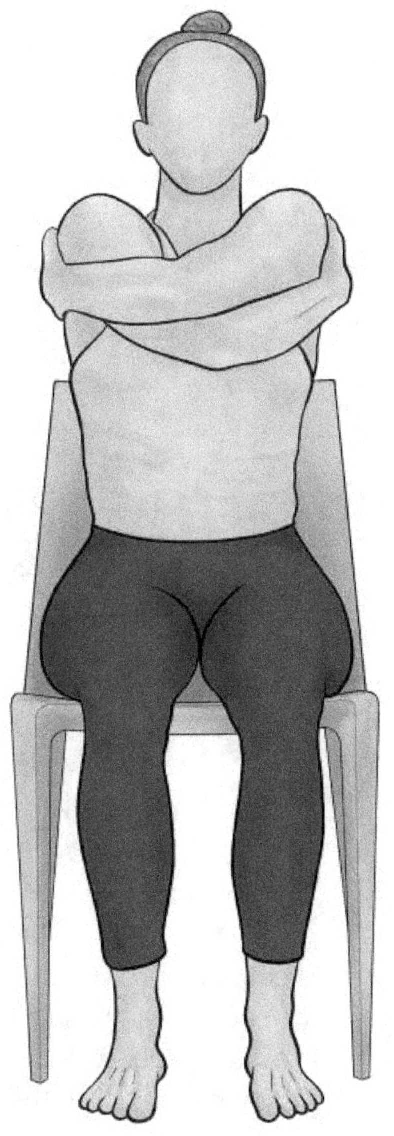

Abrazo del oso

Postura de la diosa en una silla

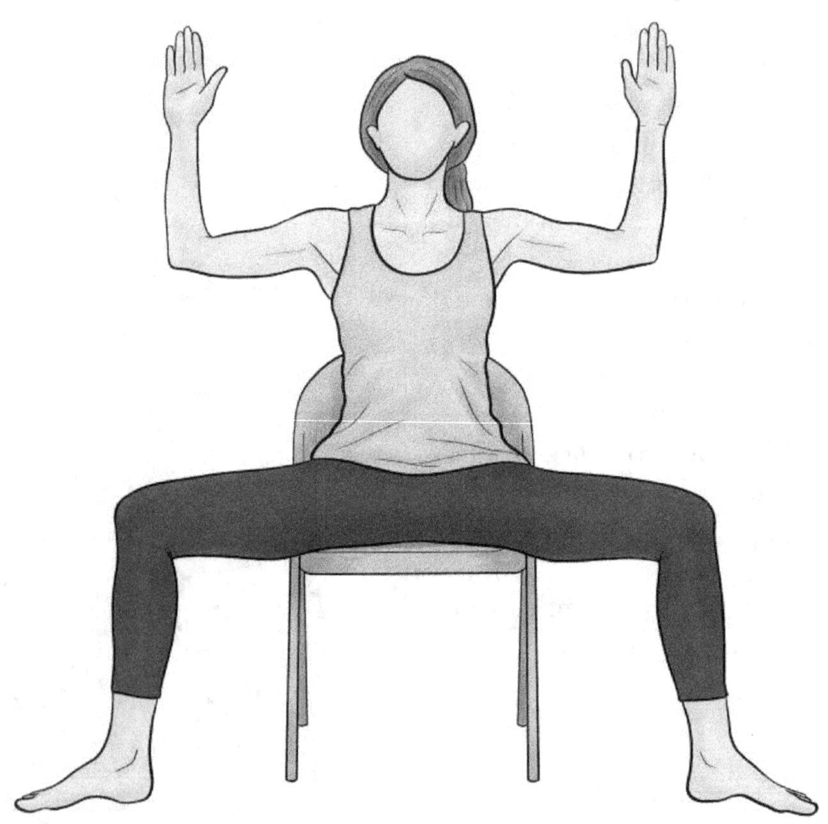

Postura de la diosa

Instrucciones:

1. Siéntese cómodamente en el centro de la silla con los pies apoyados en el suelo, experimentando un suave estiramiento en la cara interna de los muslos y las caderas.

2. Extienda los brazos hacia los lados, manteniendo los codos rectos y paralelos al suelo, con las palmas hacia delante.

3. Doble los codos hacia arriba, formando ángulos de 90 grados entre los brazos superiores e inferiores, imaginando sus brazos en un abrazo acogedor.

17. Postura del camello modificada

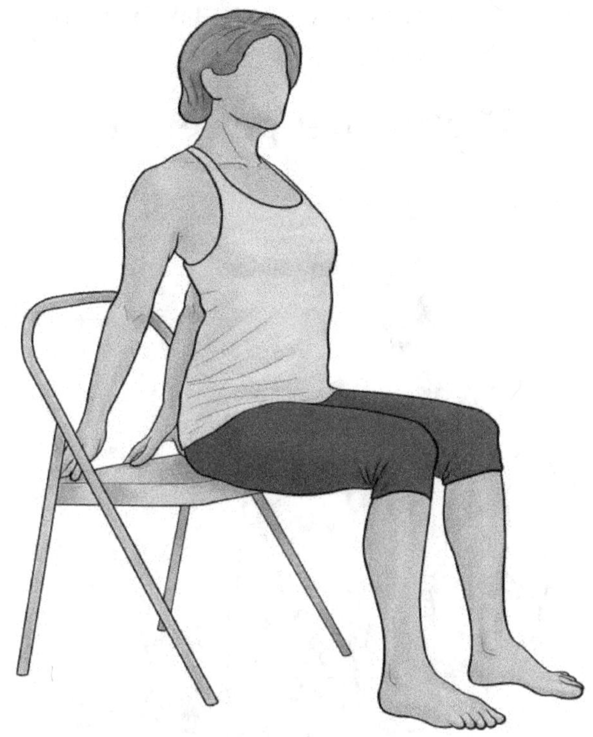

Postura de camello modificada

Instrucciones:

1. Siéntese con los pies separados a la anchura de las caderas, mirando hacia la silla. Mueva el asiento ligeramente hacia delante si le resulta cómodo.

2. Coloque las puntas de los dedos detrás de la parte baja de la espalda, cerca de la base de la columna vertebral.

3. Enrolle los hombros hacia atrás y hacia abajo, desplegándose como una flor.

4. Vuelva a curvarse hacia delante, inflando el pecho cómodamente.

5. Mantenga los músculos del cuello relajados y mire hacia arriba o hacia delante sin tensar los hombros.

6. Mantenga la posición redonda durante cinco respiraciones profundas, sintiendo un suave estiramiento en la zona lumbar y la apertura del pecho.

7. Enderece lentamente la columna vertebral hasta una posición neutra, con la espalda recta.

8. Haga una pausa, respire y sienta la liberación antes de repetir opcionalmente en el lado opuesto.

Postura del pez en silla

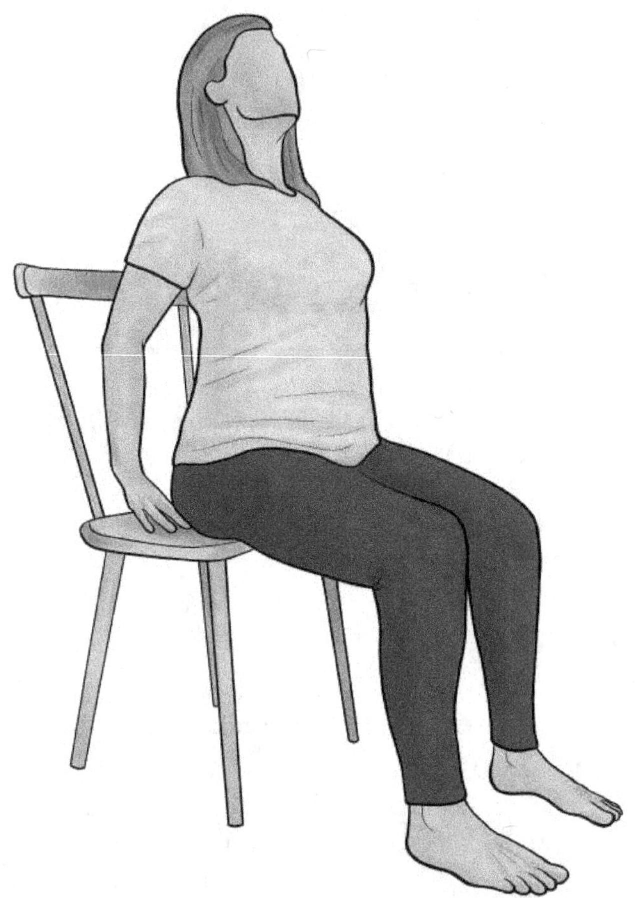

Postura de pez en silla

Instrucciones:

1. Comience en la postura de la montaña.

2. Muévase hacia el borde delantero de la silla, dejando espacio detrás para las manos.

3. Extienda los brazos hacia atrás, colocando las puntas de los dedos cerca de la base de la columna vertebral.

4. Inhale profundamente.

5. Exhale, presionando las puntas de los dedos contra la silla mientras levanta el pecho e imagina que su columna se alarga.

Elija su profundidad:

- Para una flexión menos profunda, meta suavemente la barbilla; para una flexión más profunda, mire suavemente hacia arriba.

- Mantenga la posición durante varios segundos, realizando cinco respiraciones lentas dentro de la caja torácica.

Estiramiento de la figura 4 en silla

Instrucciones:

1. Mantenga una postura erguida en su silla.

2. Cruce el tobillo derecho sobre la rodilla izquierda, creando una forma de "figura 4" con las piernas.

3. Mantenga la espalda recta e inclínese suavemente hacia delante, sintiendo un estiramiento en la parte externa de la cadera y los glúteos.

4. Mantenga la posición de 20 a 30 segundos antes de cambiar a la otra pierna.

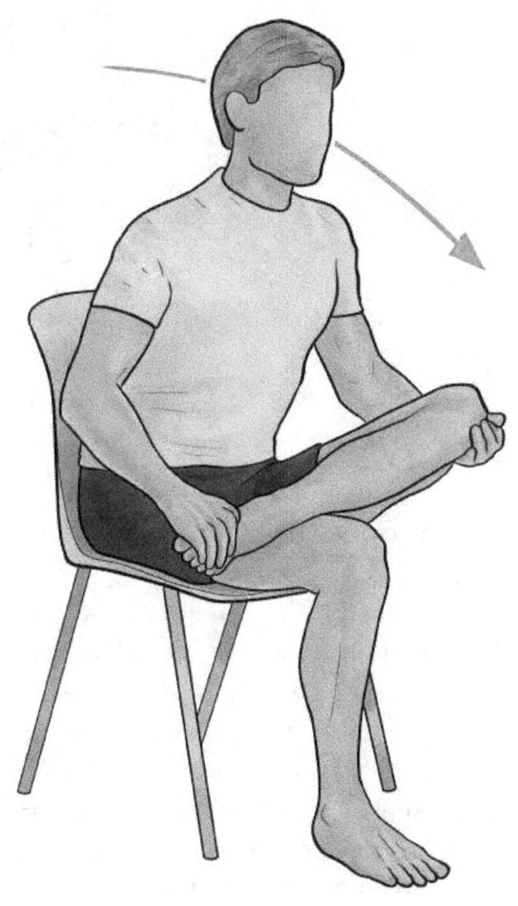

Estiramiento de la figura 4 en silla

Postura del barco modificada

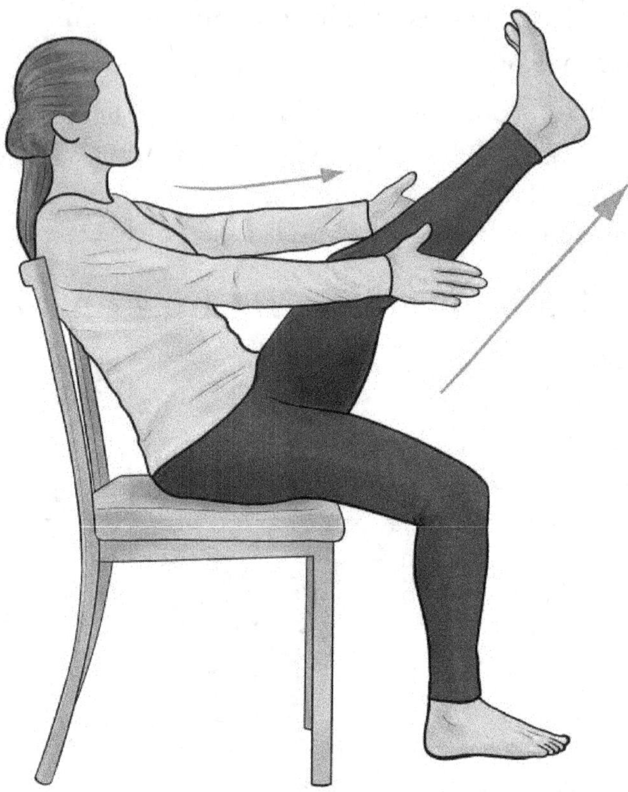

Postura del barco modificada

Instrucciones:

1. Siéntese en el borde de la silla, dejando espacio para inclinarse hacia atrás en un ángulo de 45 grados mientras mantiene el pecho erguido. Asegure la estabilidad.

2. Sujete la rodilla derecha por detrás, acercándola al pecho mientras mantiene una posición erguida. Mantenga una elevación de la pierna recta y los dedos de los pies en punta.

3. Suelte la rodilla, extienda los brazos hacia delante y comprometa su núcleo mientras aprieta suavemente los isquiotibiales para mantener la postura.

4. Para un reto añadido, levante la otra pierna para mantener el equilibrio como un pájaro. Alternativamente, cambie de pierna y repita la secuencia.

Postura media del señor de los peces

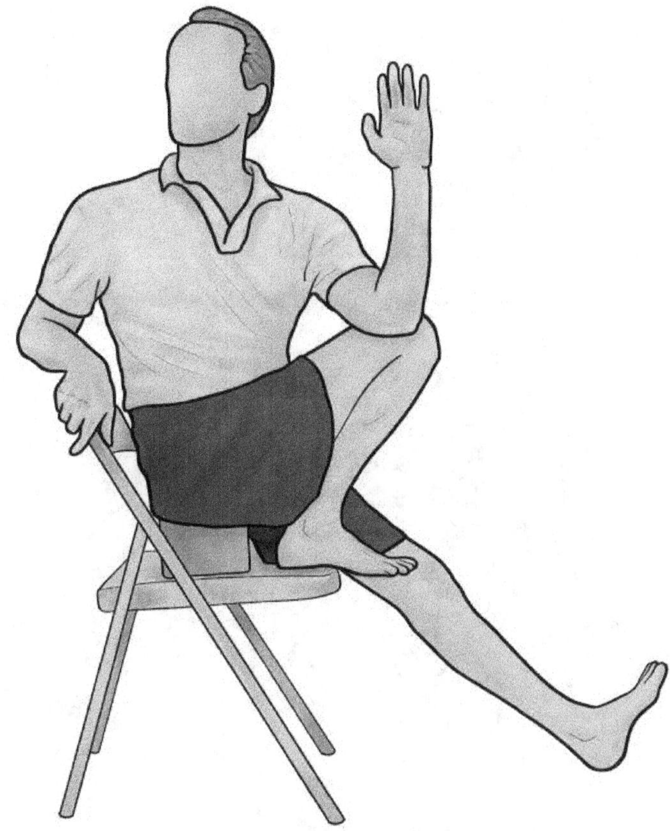

Postura media del señor de los peces

Instrucciones:

1. Colóquese en la postura de la montaña.

2. Extienda la pierna izquierda hacia delante, flexionando el pie y encajando los dedos.

3. Doble la rodilla derecha y lleve el tobillo hacia la ingle izquierda.

4. Inhale profundamente y levante los brazos para alargar la columna.

5. Exhale lentamente y gire el torso hacia la izquierda.

6. Acerque la mano derecha a la planta exterior del pie izquierdo.

7. Mantenga la respiración durante cinco respiraciones.

8. Suelte y repita estos pasos en el lado opuesto.

Postura de la soga en silla

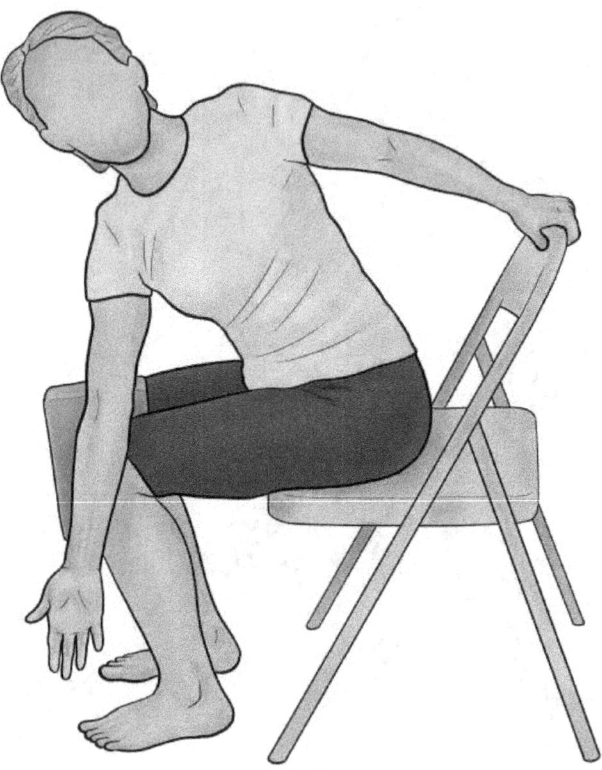

Postura de la soga en silla

Instrucciones:

1. Siéntese erguido en una silla con los pies apoyados en el suelo, separados a la anchura de las caderas (la postura de la montaña).

2. Respire hondo y levante ambos brazos por encima de la cabeza.

3. Exhale, baje el brazo derecho, extendiéndolo hacia el lado izquierdo del muslo izquierdo.

4. Elija la opción del brazo izquierdo:

5. Principiante: Mantenga el brazo izquierdo estirado hacia el techo.

6. Avanzado: Pase el brazo izquierdo por detrás y agarre la parte derecha de la cintura.

7. Presione suavemente el codo derecho contra la parte exterior de la rodilla izquierda para profundizar el giro.

8. Respire y mantenga la respiración durante unas cuantas respiraciones.

9. Abra el pecho girando el hombro derecho hacia atrás y hacia abajo para un estiramiento más profundo. Mantenga la mirada hacia arriba.

Postura de la tortuga en silla

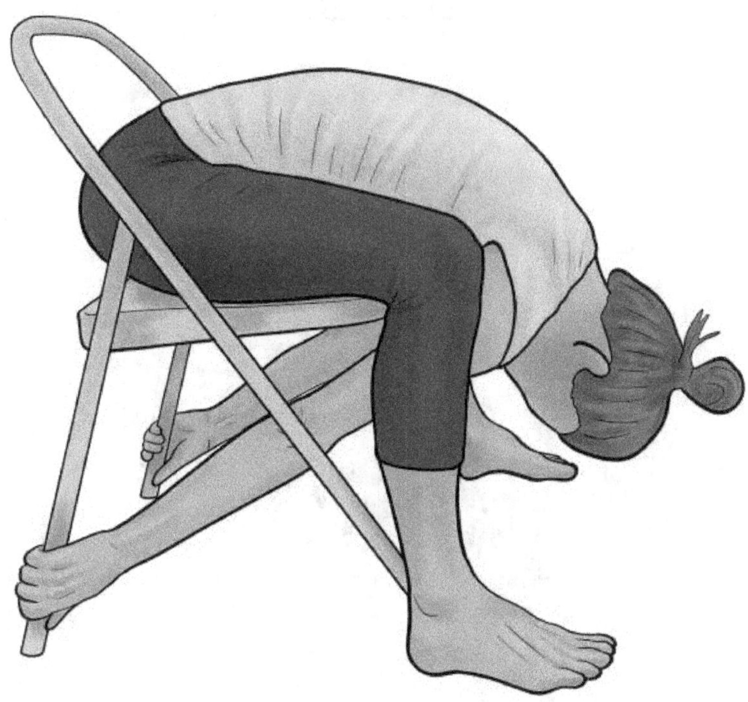

Postura de tortuga en silla

Instrucciones:

1. Siéntese erguido en una silla con los pies apoyados en el suelo, separados a la anchura de las caderas. Esta es la postura de la montaña.

2. Deslice el trasero ligeramente hacia delante en la silla.

3. Abra las piernas más que el ancho de la cadera.

4. Inhale profundamente y alargue la columna vertebral.

5. Exhale lentamente y doble el torso hacia delante, manteniendo la espalda recta.

6. Baje las manos hacia el suelo entre las piernas.

7. Arrastre suavemente las manos hacia atrás por el hueco entre las piernas.

8. Elija una opción para sus manos:

9. Agárrese a las patas de la silla para apoyarse.

10. Coloque las manos planas en el suelo justo por fuera de los pies.

Carrera en silla

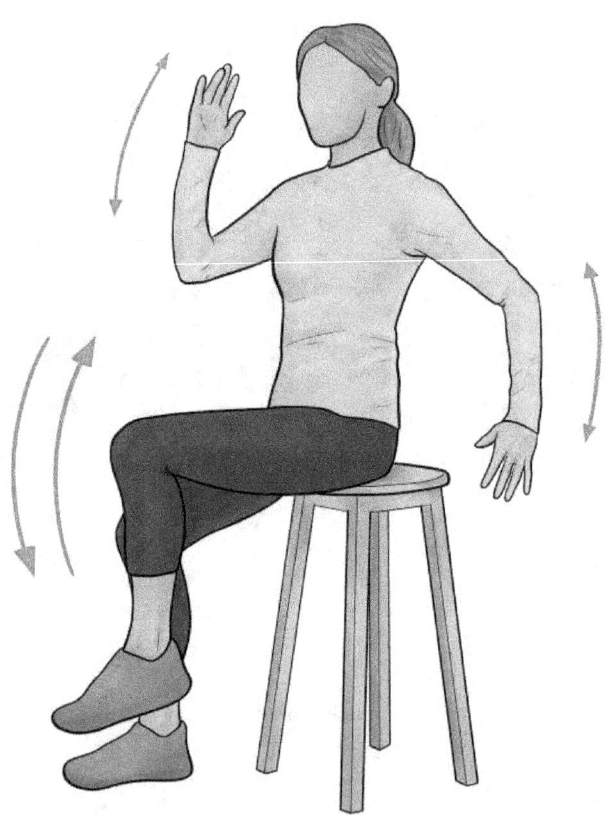

Carrera en silla

Instrucciones:

1. Siéntese erguido en su silla con los brazos relajados a los lados.

2. Suba la rodilla derecha hacia el pecho mientras gira el hombro izquierdo hacia abajo para encontrarse con la rodilla derecha.

3. Simultáneamente, doble el brazo izquierdo por el codo.

4. Vuelva a la posición inicial y suba la rodilla izquierda hasta que se encuentre con el hombro derecho, bombeando el brazo derecho.

5. Repita estos movimientos alternados, creando un movimiento de "correr" sentado.

6. Ejecute de 10 a 20 repeticiones para cada pierna, centrándose en los movimientos rítmicos y controlados.

Estiramiento del tobillo

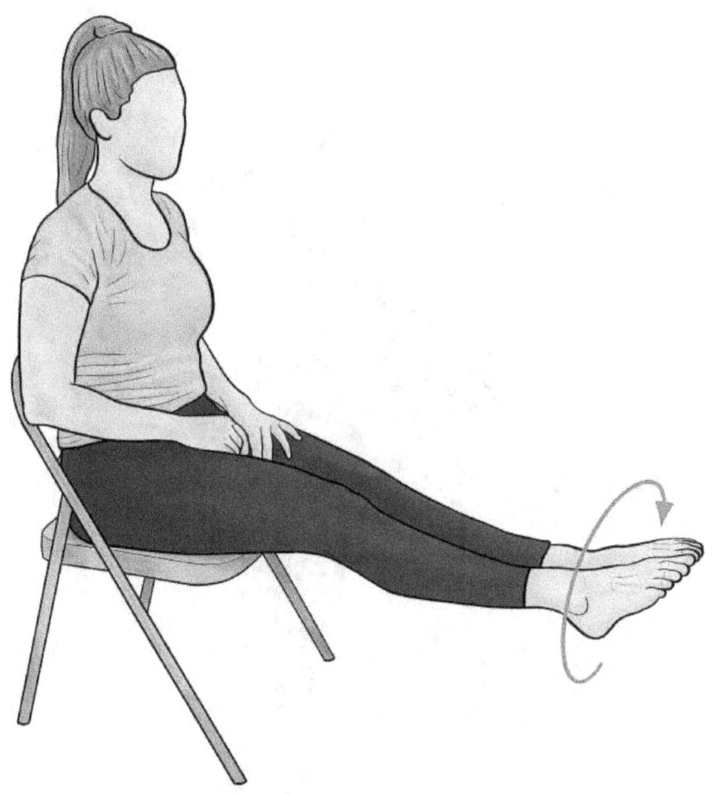

Estiramiento del tobillo

Instrucciones:

1. Siéntese erguido en una silla con los pies apoyados en el suelo. Levante ambas piernas ligeramente del suelo, sólo unos centímetros.

2. Haga pequeños círculos suaves con los tobillos, moviéndose en ambas direcciones. Imagine que dibuja pequeños círculos con los dedos de los pies.

3. Apriete los dedos de los pies mientras hace los círculos. Esto ayuda a estimular los músculos y nervios de los pies.

4. Continúe durante 10 a 15 círculos en cada dirección.

5. Repita con la pierna contraria.

Pedaleo de bicicleta en silla

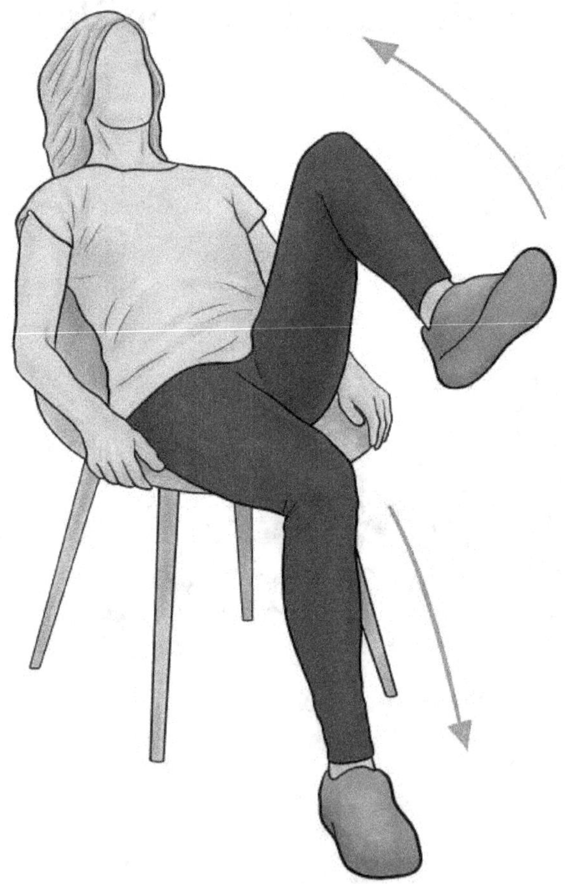

Pedaleo de bicicleta en silla

Instrucciones:

1. Siéntese en la silla con la espalda apoyada en el respaldo y los pies apoyados en el suelo.

2. Agárrese al borde de la silla para mayor estabilidad.

3. Levante la pierna derecha lo más alto posible con la rodilla flexionada, imitando un movimiento de pedaleo.

4. Vuelva a poner el pie derecho en el suelo y repita el proceso con la pierna izquierda.

5. Realice 10 repeticiones con cada pierna, centrándose en la fluidez del movimiento circular e involucrando su núcleo para la estabilidad.

Cambio del codo a la rodilla alternativo

Instrucciones:

1. Comience sentado con la espalda recta y los pies apoyados en el suelo.

2. Coloque la mano derecha detrás de la cabeza, creando un ángulo agudo con el brazo.

3. Levante la rodilla izquierda y gire el codo derecho, acercándolo a la rodilla izquierda.

4. Repita este movimiento 10 veces. Cambie de lado, utilizando el codo izquierdo y la rodilla derecha, y realice otras 10 repeticiones.

5. Mantenga un ritmo controlado durante todo el recorrido.

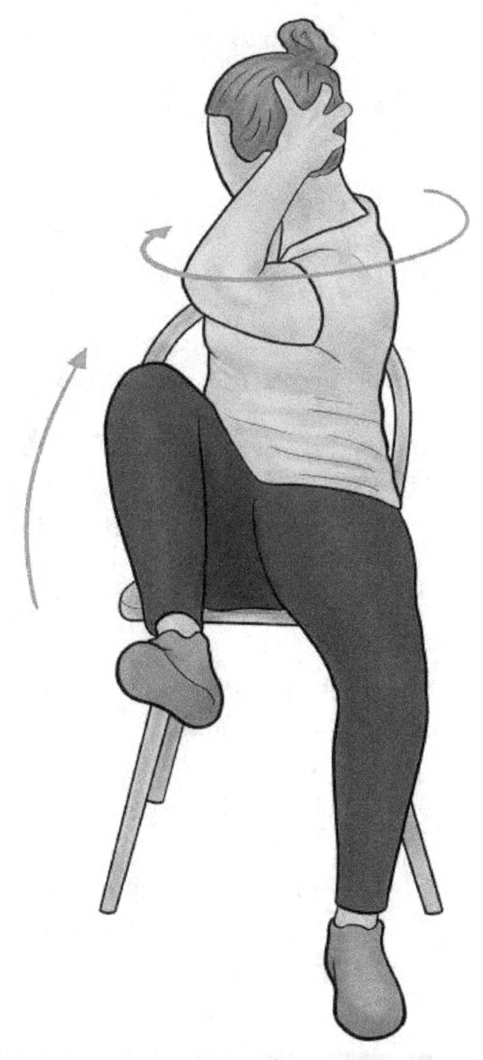

Cambio de codo a rodilla alternativo

Postura del niño en silla

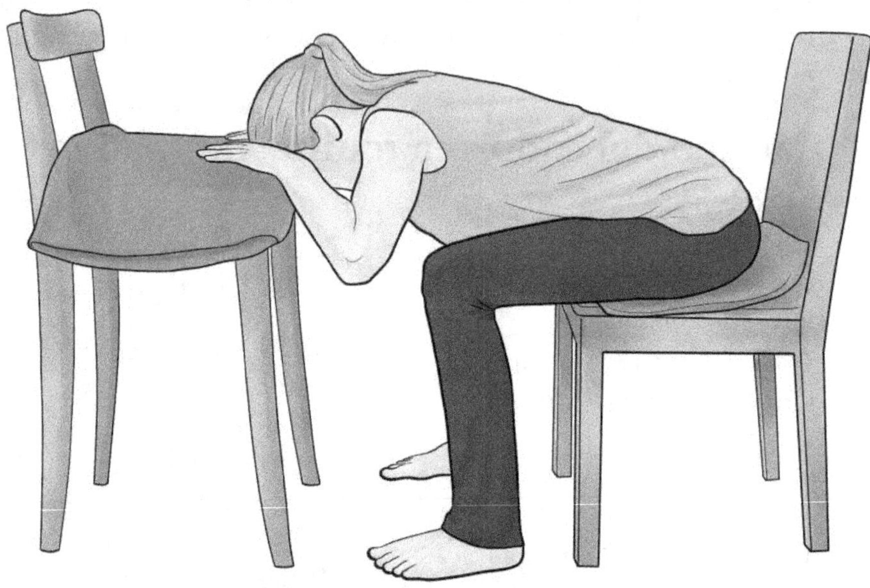

Postura del niño en silla

Instrucciones:

1. Utilice dos sillas: una para sentarse cómodamente y otra para apoyar las manos en la flexión hacia delante.

2. Haga que la segunda silla sea acogedora con una manta o una almohada.

3. Siéntese erguido con los pies planos y la espalda recta.

4. Inhale, levante los brazos por encima de la cabeza y estírelos hacia el techo.

5. Exhale, dóblese suavemente hacia delante y apoye la cabeza en la almohada o en la silla.

6. Busque una posición cómoda para las manos en el asiento o echadas sobre el respaldo.

7. Relájese en esta posición, disfrutando del estiramiento y tomándose unas minivacaciones para su cuerpo y su mente.

8. Mantenga los codos ligeramente flexionados y la columna vertebral alargada, ¡sin encorvarse!

9. Concéntrese en inhalaciones profundas y exhalaciones lentas, imaginando que la tensión se lava como suaves olas. Si le resulta difícil llegar al suelo, siéntese en el borde de la silla. Añada más almohadas para apoyar la cabeza.

10. Para estirar el cuello, incline la cabeza hacia un lado, aguantando unas cuantas respiraciones. Repita en el otro lado, liberando la tensión como si se desplegaran las velas de un barco.

Asegúrese de incorporar estas posturas a su rutina diaria para poder tratar eficazmente problemas comunes como la rigidez, la tensión y las malas posturas que pueden surgir por estar sentado durante mucho tiempo o por un estilo de vida sedentario. Tanto si está en casa, en la oficina o de viaje, estas prácticas accesibles y adaptables le permiten dar prioridad al autocuidado y mantener un cuerpo y una mente sanos.

Capítulo 8: Prácticas restaurativas: Movimientos suaves para la recuperación

Tanto si está pasando un día tranquilo, como si se está recuperando de una lesión o una operación, o busca recuperar su fuerza e independencia suavemente, hay una gran variedad de ejercicios en silla fáciles de realizar que se adaptan a sus necesidades individuales.

El objetivo de estas prácticas reconstituyentes no es exclusivo de las capacidades físicas - también trabajan para estabilizar el estado mental y mejorar el bienestar general. Además de los ejercicios básicos de fuerza, existen otros más holísticos, más conocidos como yoga en silla.

Mucha gente se imagina el yoga como un ejercicio complicado y físicamente agotador que requiere mucha flexibilidad. Esta idea dista mucho de la realidad. El yoga en silla es una práctica que no depende demasiado de la capacidad física del practicante, sino que ayuda a reconstruir y estabilizar el cuerpo a través de un ritmo lento, estable y medido.

Además del yoga en silla, se pueden aplicar otras variaciones de ejercicios durante la recuperación. A medida que avance en este capítulo, aprenderá a restablecer el equilibrio y fortalecer su cuerpo con ejercicios sencillos, seguros y fáciles de realizar.

Yoga en silla

Este tipo de yoga se ha convertido en el favorito de los aficionados de todas las edades, y especialmente de las personas mayores, por su accesibilidad y su carácter económico. No necesita ningún equipo para realizar estos ejercicios. Todo lo que necesita es una silla, que es un artículo doméstico muy común y fácil de conseguir.

El yoga en silla tiene muchos beneficios notables. A medida que progrese en estos ejercicios, notará un aumento de la flexibilidad general y un mejor equilibrio.

Esta práctica también ayuda a controlar el dolor, nivela la tensión arterial, mejora la circulación sanguínea y no sobrecarga demasiado las articulaciones como la mayoría de los demás ejercicios. Además de estos beneficios, existen beneficios mentales que incluyen la reducción del estrés y la disminución del riesgo de depresión y ansiedad.

Lo bonito del yoga en silla es que no estará limitado a seguir el regimiento de una forma de yoga. En su lugar, descubrirá que la práctica toma todas las formas conocidas de yoga y las adapta de una forma más accesible y adaptada a la silla.

Cómo empezar

En primer lugar, busque una silla robusta y de respaldo recto para sentarse. Antes de sumergirse en las posturas, comience con una meditación sencilla para despejar la mente y calmar la respiración. Siéntese quieto con la espalda bien recta mientras ejercita su núcleo.

Inspire profundamente, expanda el pecho y luego espire, bajando los hombros y relajándolos. Repita la respiración, inhalando y exhalando el aire con una cuenta igual durante unos minutos.

Postura de estiramiento por encima de la cabeza

1. Esta postura fortalece los oblicuos, el dorsal ancho y los músculos deltoides (laterales, espalda y hombros).

2. Para empezar, siéntese con la espalda recta, la cara hacia delante y los brazos a los lados.

3. Mientras levanta lentamente los brazos hacia el techo, respire profundamente en el pecho.

4. Tómese un momento para mantener los brazos extendidos en su sitio, luego suelte lentamente la respiración mientras los baja.

5. Continúe en la misma posición, teniendo cuidado de mantener la columna larga y recta y de activar el núcleo.

6. Tras un tiempo haciendo el ejercicio, notará una mejora en su postura, respiración y fuerza general en la región abdominal.

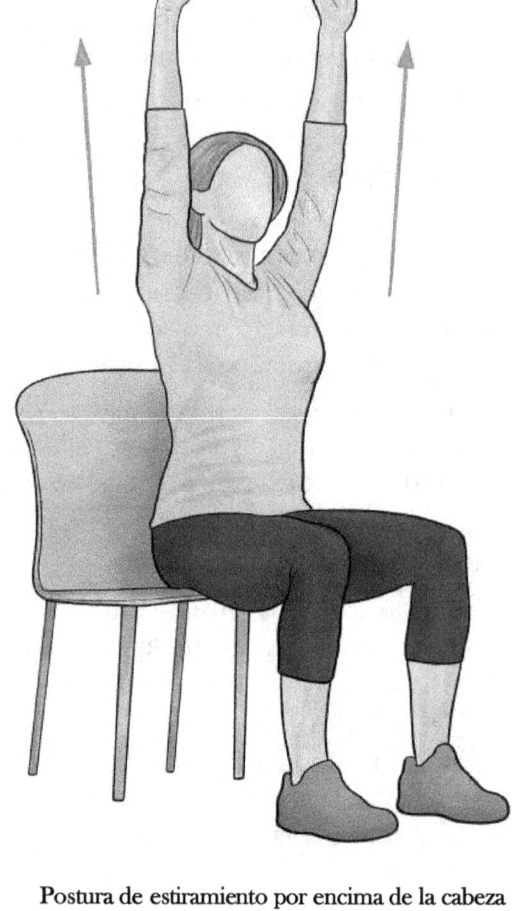

Postura de estiramiento por encima de la cabeza

Postura de sujeción inversa con los brazos

1. Esta postura se centra en fortalecer los brazos y los deltoides y en estirar la columna vertebral.

2. Comience por sentarse erguido en una silla de respaldo recto manteniendo una pequeña distancia entre su espalda y el respaldo de la silla.

3. Coloque los brazos en un ángulo amplio y bajo a ambos lados del cuerpo y respire lenta y profundamente.

4. Espire lenta y suavemente. A continuación, comience a estirar las manos por detrás de la espalda y flexione ligeramente los codos.

Postura de sujeción inversa con los brazos

5. Mantenga la misma postura mientras arquea gradualmente la espalda hasta que sus hombros empiecen a sentirse estirados.

6. Respire profundamente varias veces mientras mantiene esta posición y, a continuación, eleve lentamente los brazos hasta la posición inicial.

7. A medida que continúe con esta práctica, comprobará que se libera cualquier tensión muscular de la columna vertebral, con una notable mejora de la respiración, la postura y los niveles de estrés.

Postura de flexión hacia delante en silla

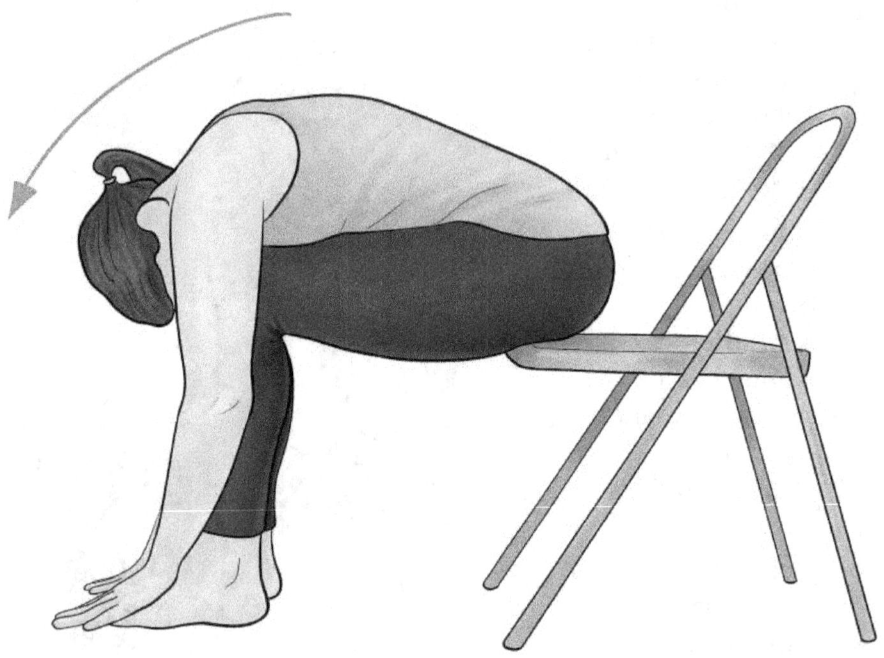

Postura de flexión hacia delante en silla

1. Esta postura trabaja el estiramiento de la columna vertebral, el torso, las caderas y los brazos.

2. Comience en posición sentada con la espalda recta, las rodillas juntas y los pies firmemente plantados en el suelo.

3. Inhale lenta y profundamente por la nariz. Al exhalar el aire, comience a inclinarse lentamente hacia delante, concentrándose en la sensación de estiramiento de la espalda.

4. Continúe inclinándose hacia delante todo lo que pueda sin sentir dolor ni molestias para evitar lesiones.

5. Manténgase en la posición más alejada que pueda mientras respira profundamente varias veces y luego vuelva lentamente a la posición erguida con la que empezó.

6. Esta postura actúa mejorando el rendimiento del sistema digestivo, reduciendo la sensación de fatiga y curando y previniendo cualquier dolor lumbar a la vez que fortalece su postura.

Postura del Guerrero en silla

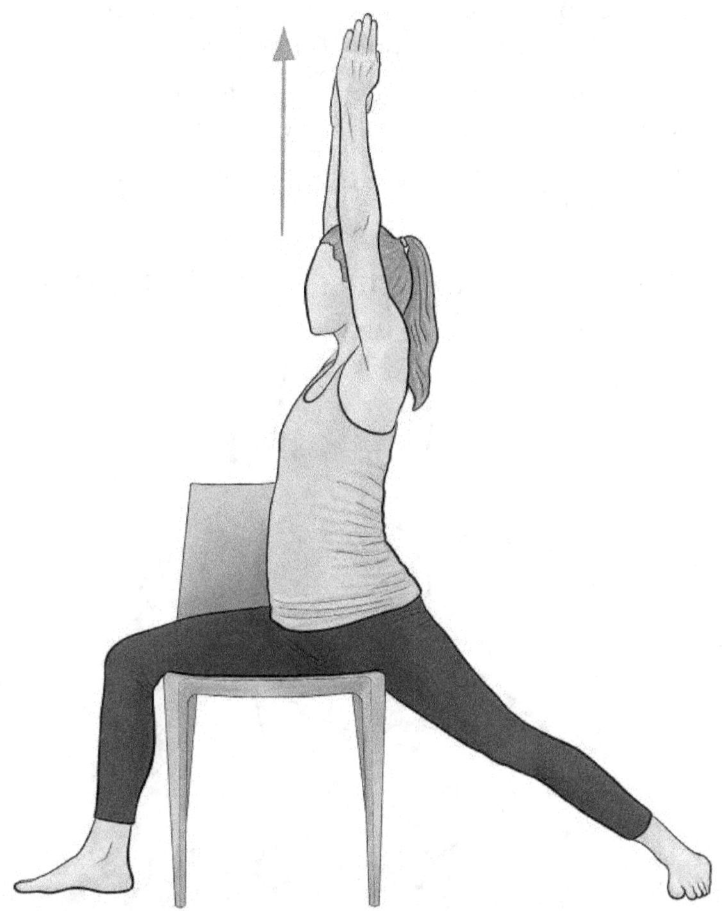

Postura del Guerrero en silla

1. Este ejercicio trabaja el estiramiento de varios grupos musculares, incluidos los tríceps, la columna vertebral, el músculo trapecio, los músculos abdominales, los deltoides y el dorsal ancho.

2. Comience esta postura sentándose recto y mirando hacia delante mientras mantiene los brazos hacia abajo a los lados en un ángulo bajo y amplio. En otra variante del ejercicio, empiece levantando la pierna que cruza la silla mientras mantiene el torso inmóvil y mirando hacia delante. No intente esta técnica a menos que confíe en su flexibilidad o esté siendo supervisado por un profesional para una ayuda improvisada.

3. Levante los brazos en el aire e inspire profundamente.

4. Permanezca en su forma actual mientras realiza inhalaciones y exhalaciones profundas y calmantes. Tras unos instantes, devuelva lentamente los brazos a su posición original.

5. Mientras realiza la otra variante de esta técnica, recuerde repetir el ejercicio con la otra pierna cruzada en la silla.

6. Esta pose favorece una mejor postura y alivia el estrés a la vez que calma su mente.

Postura de torsión espinal en silla

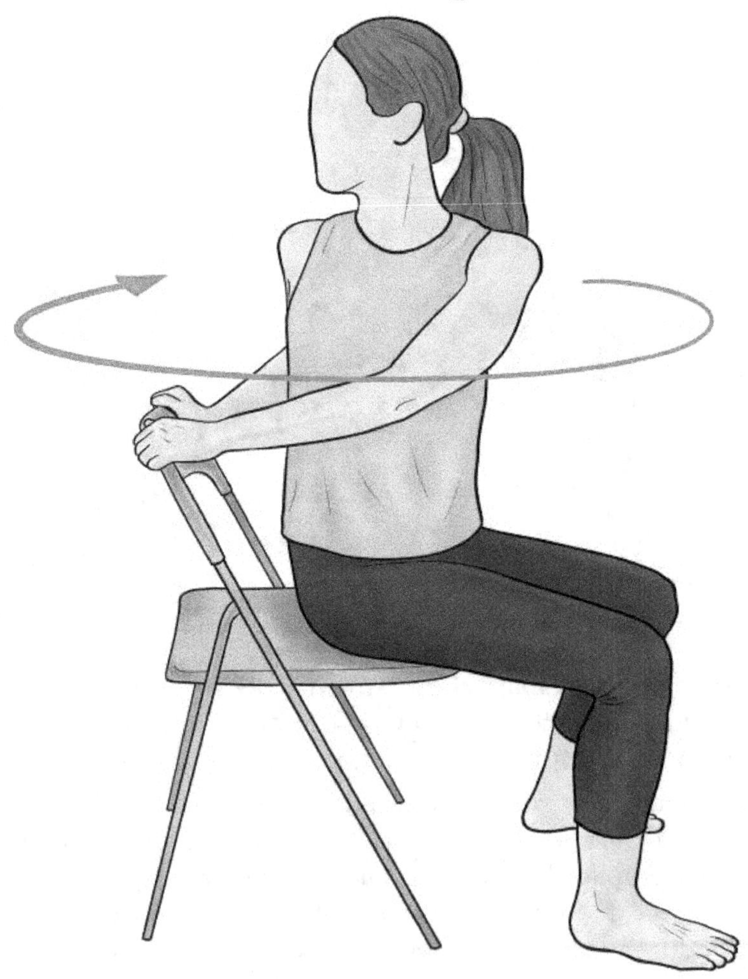

Postura de torsión espinal en silla

Esta postura de yoga trabaja el estiramiento de los músculos de la columna vertebral y los músculos pélvicos.

1. En este ejercicio, comience con una posición sentada de lado en una silla robusta. Coloque las piernas en el lado derecho de la silla y asegúrese de mantener el brazo derecho apoyado junto al respaldo.

2. Asegúrese de que su brazo y su cuerpo no tocan el respaldo de la silla. Mantenga la espalda recta y una postura correcta.

3. Agárrese fuerte al respaldo de la silla con las dos manos, respire profundamente para purificarse y empiece a girar suave y lentamente el cuerpo para ponerse de cara al respaldo de la silla. Asegúrese de soltar el aire en una exhalación lenta.

4. Mientras esté en torsión, asegúrese de que ha llegado al punto más lejano posible sin hacerse daño ni sentirse incómodo. Quédese quieto, inspire y espire profundamente, y luego gire suavemente hacia atrás y vuelva a mirar hacia delante.

5. Asegúrese de ejercitar ambos lados del cuerpo por igual. Gire las piernas hacia el lado izquierdo de la silla, manteniendo el brazo izquierdo junto al respaldo de la silla pero sin tocarlo, y repita de nuevo la maniobra.

6. Esta postura revitaliza los órganos, como los riñones y el sistema digestivo, y mejora la flexibilidad general.

Postura de la montaña en silla

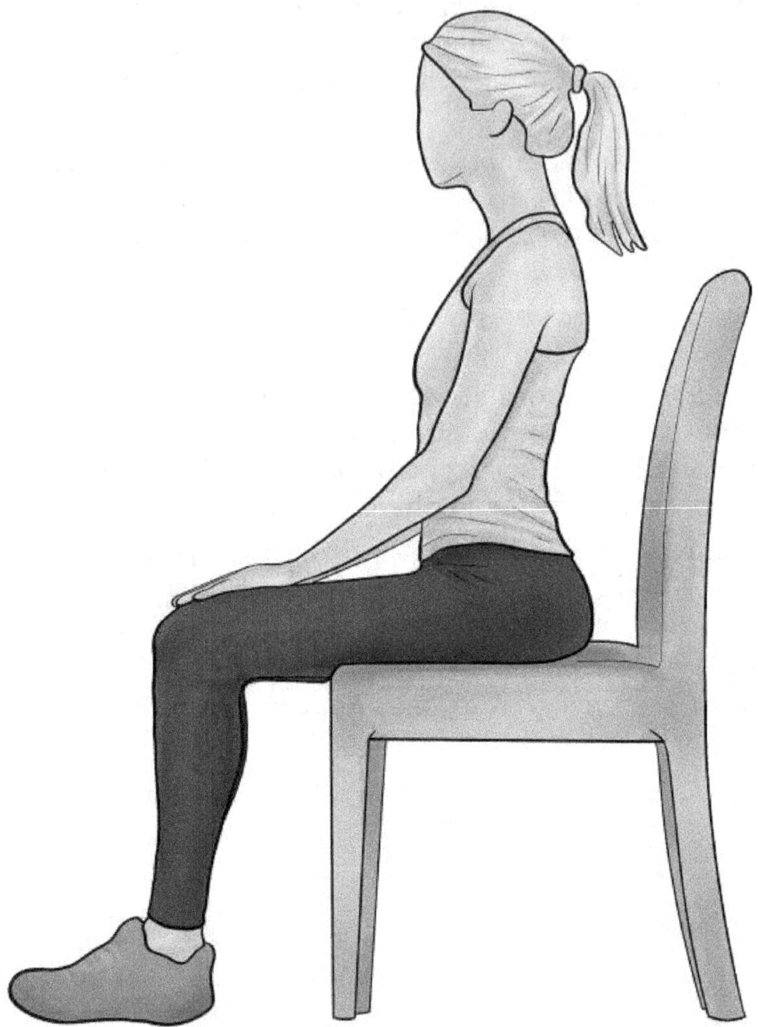

Postura de la montaña en silla

1. Esta postura estira los músculos de los brazos, las muñecas, los hombros y la columna vertebral.

2. Comenzando con la espalda recta y el núcleo comprometido, avance sobre la parte delantera de la silla para iniciar la posición.

3. Mantenga una flexión de 90 grados en las rodillas, manteniéndolas niveladas justo por encima de los tobillos y dejando un pequeño espacio entre ellas.

4. Inhale profunda y lentamente, luego comience a girar los hombros hacia abajo mientras exhala.

5. Mantenga los brazos a los lados mientras contrae los músculos abdominales.

6. Conserve la postura mientras inhala y exhala varias veces antes de volver a la posición original.

7. Esta postura alivia el dolor en los músculos y relaja la tensión de su cuerpo.

Postura de estiramiento Gato-Vaca

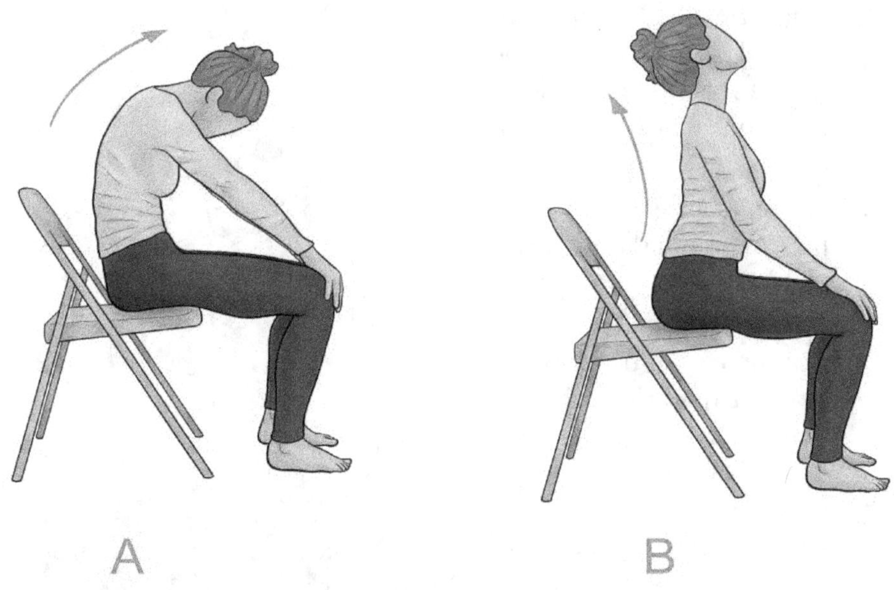

Postura de estiramiento Gato-Vaca

1. Esta postura trabaja el estiramiento de los hombros, el abdomen, las caderas y la columna vertebral.

2. Manteniendo las manos sobre las rodillas y la espalda y la columna rectas, comience sentándose en el borde de la silla y utilizando el núcleo.

3. Inhale profundamente y comience el "estiramiento de la vaca", que consiste en arquear la espalda lenta y cuidadosamente hasta donde le permita la comodidad. Durante tres a cinco respiraciones profundas, mantenga esta posición.

4. Tras llevar lentamente la espalda a su postura erguida inicial, comience el estiramiento del gato invirtiéndose hacia delante.

5. Mantenga la flexión hacia delante de la columna vertebral mientras coloca los hombros por encima de las caderas.

6. Mantenga la posición durante unas cuantas respiraciones profundas y luego vuelva lentamente a la posición erguida.

7. Este ejercicio alivia el estrés, compromete y refuerza los órganos del abdomen y aumenta la flexibilidad de la columna vertebral.

Postura de brazos de águila

1. Esta postura estira los músculos del manguito de los rotores, los deltoides y los músculos de los brazos.

2. Al sentarse, mantenga una postura erguida con los brazos extendidos rectos delante de usted.

3. Comience cruzando el brazo izquierdo sobre el derecho y luego acerque los antebrazos doblando los codos.

4. Después de entrelazar los dedos, eleve lentamente los codos mientras arquea ligeramente la espalda.

5. Tras mantener la postura durante unas cuantas respiraciones lentas y profundas, vuelva a la posición inicial.

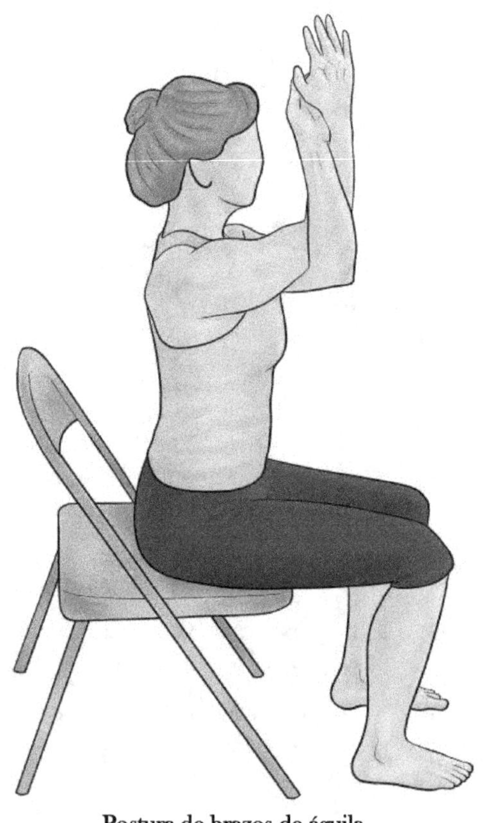

Postura de brazos de águila

6. Cambie de brazo, colocando el brazo derecho sobre el izquierdo y repitiendo de nuevo el ejercicio.

7. Esta postura trabaja para mejorar la circulación de los brazos, la concentración y la actividad digestiva.

Postura de la paloma en silla

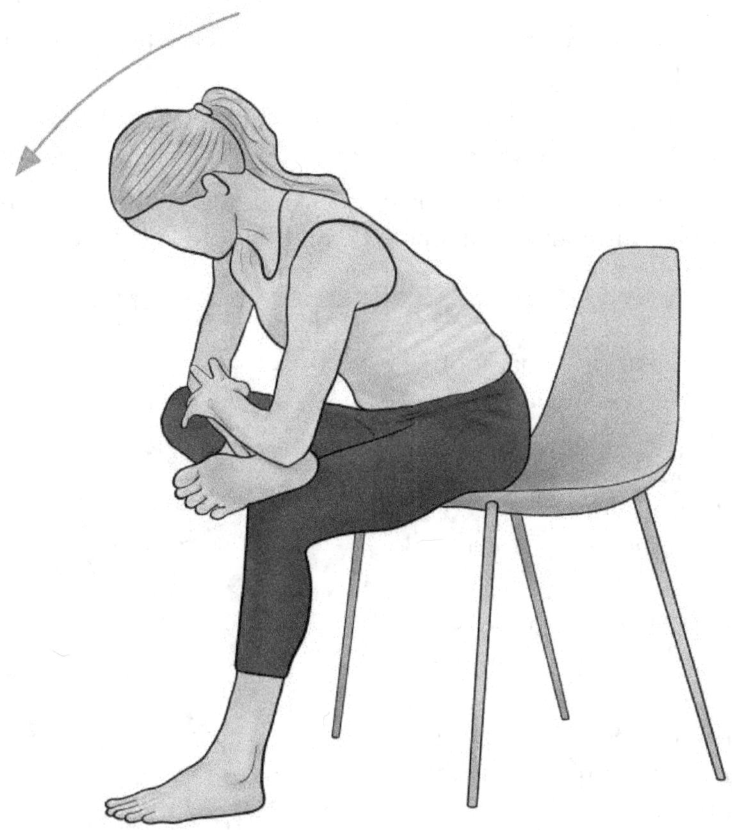

Postura de la Paloma en silla

1. Este ejercicio trabaja el estiramiento de los isquiotibiales, los músculos pélvicos, las caderas, el peroneo largo y el peroneo corto (también conocidos simplemente como los tobillos).

2. Siéntese mirando hacia delante en su silla, con la espalda y la columna rectas y largas, manteniendo el espacio entre la espalda y el respaldo de la silla.

3. Comience a levantar el tobillo izquierdo para apoyarlo sobre la rodilla o el muslo derechos.

4. Si no puede levantar el tobillo, puede levantarlo con la mano.

5. Inspire profundamente y empiece a flexionar un poco el pie izquierdo.

6. Inclínese un poco hacia delante y mantenga la postura mientras comienza a exhalar suavemente.

7. Respire profundamente durante unos instantes mientras sigue flexionado y luego vuelva a elevarse lentamente hasta la postura inicial.

8. Repita el ejercicio cambiando de pierna y levantando el tobillo derecho para apoyarlo sobre el muslo o la rodilla izquierda.

9. Este ejercicio mejora la postura y la alineación general, disminuye el dolor lumbar y aumenta la flexibilidad de la cadera.

Postura para estirar el cuello

1. Esta postura actúa sobre el músculo escaleno medio, el trapecio, el elevador de la escápula y el músculo esternocleidomastoideo (básicamente todo lo relacionado con el cuello y el centro superior de la espalda).

2. Empiece por sentarse recto en su silla y deje cierta distancia entre su espalda y el respaldo de la silla.

3. Comience a extender lentamente el cuello hacia arriba. Tendrá la sensación de que la coronilla se mueve hacia el cielo.

4. Levante suavemente la mano izquierda para agarrarse la sien izquierda mientras se sujeta a la base de la silla con la otra mano.

5. Inhale profundamente y, al exhalar, empiece a mover

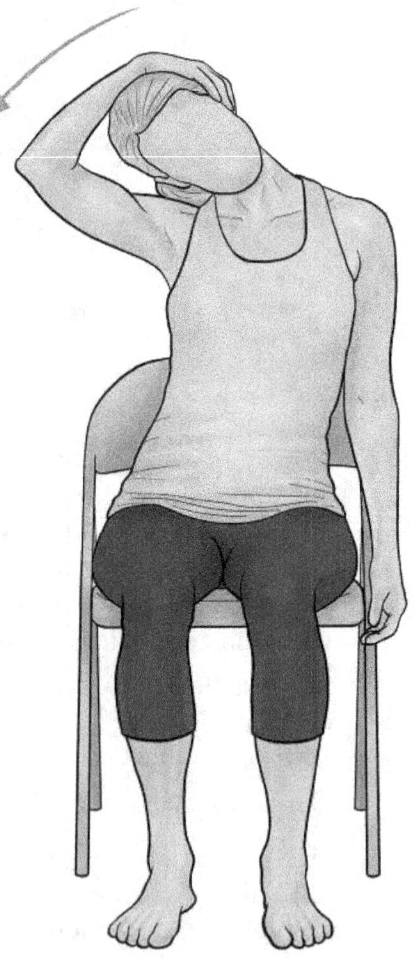

Postura para estirar el cuello

lentamente la oreja izquierda hacia abajo, hacia el hombro izquierdo. Intente luchar contra la tentación de doblar la espalda o levantar el hombro derecho hacia arriba.

6. Mantenga la posición mientras inhala y exhala varias veces.

7. Vuelva a la posición inicial y repita los movimientos en el otro lado del cuerpo.

8. Este ejercicio reduce cualquier dolor en el cuello y también reduce el estrés, promoviendo una sensación de relajación en todo su cuerpo.

Postura del triángulo

1. Esta postura estira varios grupos musculares, incluidos el núcleo, los isquiotibiales, los brazos y los hombros, el pecho y el psoas, entre otros.

2. En primer lugar, empiece por sentarse erguido en el borde de la silla. Mire hacia delante con la espalda recta.

3. Coloque la mano izquierda sobre el muslo izquierdo con los dedos hacia dentro. A continuación, comience a elevar lenta y suavemente el brazo derecho hacia el techo.

4. Inclínese suavemente hacia delante con el torso y comience a girar el cuerpo hacia el hombro derecho, manteniendo el brazo derecho y la cabeza de cara a la pared.

5. Después de respirar profundamente unas cuantas veces para mantener la postura, vuelva a subir con

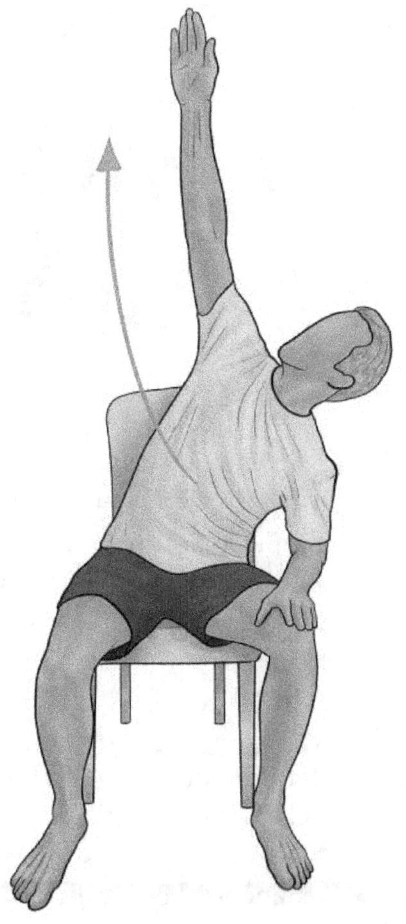

Postura del triángulo en silla

cuidado a la posición erguida inicial.

6. Si no es capaz de seguir manteniendo el brazo en alto, puede devolverlo a la cadera derecha manteniendo la torsión derecha del torso.

7. Repita el ejercicio en el otro lado del cuerpo.

Postura de estiramiento hacia delante y por encima de la cabeza en silla

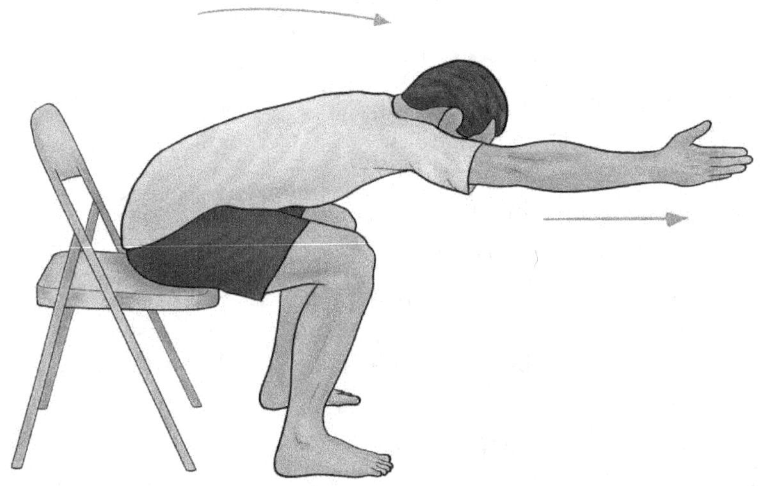

Postura de estiramiento hacia delante

1. Este ejercicio se realiza en 2 partes y se centra en estirar los isquiotibiales, los músculos de la espalda y los glúteos.

2. Empiece por desplazarse hacia delante y sentarse en el borde de la silla manteniendo la espalda y la columna rectas.

3. Inhale profundamente, arquee la espalda lentamente y exhale mientras comienza a levantar el brazo derecho por encima de la cabeza.

4. Vuelva a inspirar y, mientras exhala, comience a inclinarse hacia delante todo lo que pueda con el brazo derecho aún estirado delante del cuerpo.

5. Asegúrese de que su brazo está justo a lo largo de la oreja mientras mantiene el estiramiento.

6. Mantenga la postura mientras planta los pies firmemente en el suelo durante un par de respiraciones profundas.

7. Vuelva a la posición original manteniendo el brazo estirado junto a la oreja y enderezando la espalda. Arquee la columna una vez que esté erguido y luego baje el brazo lentamente.

8. Repita el ejercicio de nuevo para el otro lado de su cuerpo.

Otros ejercicios de fortalecimiento en silla

Aparte del yoga en silla, hay otros ejercicios fáciles de seguir que fomentan la fuerza general del cuerpo y facilitan la movilidad sin riesgo de lesiones.

Círculos con los hombros

1. Siéntese erguido en su silla y mueva los brazos hacia arriba mientras coloca las puntas de los dedos sobre los hombros.

2. Inspire y espire profundamente mientras mueve lentamente los hombros en un movimiento circular hacia delante durante unas 15 repeticiones.

3. Haga una pausa y comience a invertir el movimiento circular durante otras 15 repeticiones.

4. Este ejercicio relaja los músculos de los hombros y evita cualquier posible riesgo de forzarlos.

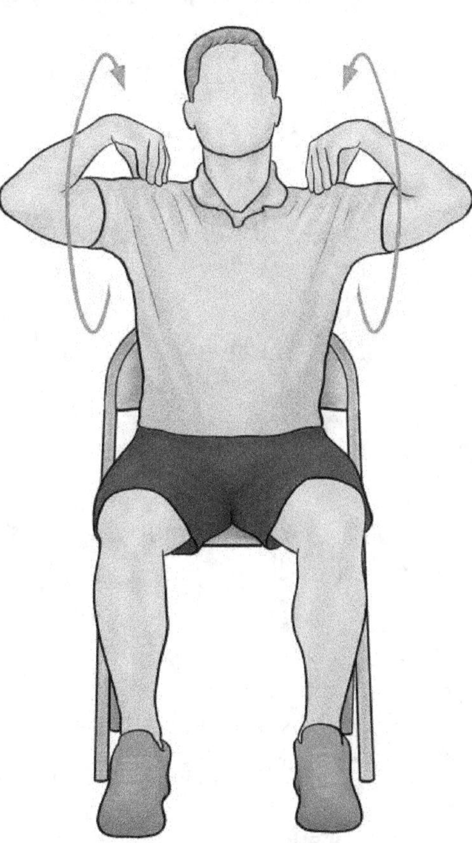

Círculos con los hombros

Toque de puntera

- Siéntese erguido en su silla con la espalda recta y los pies firmemente plantados en el suelo.

- Empiece doblando los dedos de los pies hacia el techo y devuélvalos al suelo.

- Si le parece demasiado fácil, avance hasta el borde del asiento y estire las piernas.

- Asegúrese de que los talones tocan el suelo en todo momento mientras dobla los dedos de los pies hacia arriba y hacia abajo.

Elevación de rodillas

1. Siéntese recto en su silla manteniendo los pies apoyados en el suelo.

2. Inhale profundamente y comience a levantar lentamente la pierna derecha del suelo mientras dobla la rodilla en posición de marcha.

3. Continúe levantando la pierna hasta donde pueda llegar sin que le cause dolor o molestias.

4. Baje lentamente la pierna de nuevo al suelo y repita el ejercicio con la otra pierna.

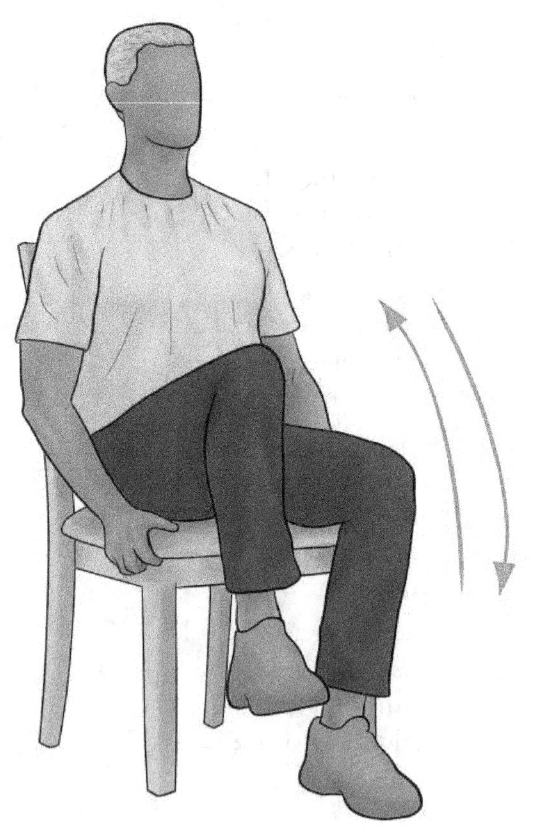

Elevación de rodillas

5. Realice 10 repeticiones o tantas como pueda sin sobreesforzarse.

Mientras realiza estos ejercicios, asegúrese de controlar su respiración realizando inhalaciones y exhalaciones firmes y profundas.

Estos ejercicios en la silla pueden integrarse fácilmente en sus actividades cotidianas. Reserve de 5 a 15 minutos diarios, ya sea por la mañana al levantarse, por la tarde o justo antes de irse a dormir. Estas prácticas le ayudarán a relajar su cuerpo y también le darán energía mientras trabaja simultáneamente su fuerza muscular, su estabilidad general y su equilibrio. Cuanto más constante sea, más fuerte se sentirá. A medida que desarrolle su fuerza, también estará aumentando su independencia y mejorando el estado de su salud mental gracias a la reducción de los niveles de estrés y ansiedad.

Recuerde ir a su ritmo. Si se precipita con los ejercicios o ignora su dolor, puede acabar con una lesión inesperada o no deseada.

Capítulo 9: Nutrición e hidratación: Cómo apoyar su régimen de ejercicio

Cuando la gente piensa en ponerse en forma, no suele tener en cuenta cómo debe ser su alimentación. No cometerá ese error porque está leyendo este excelente recurso. En este capítulo, aprenderá cómo alimentar su cuerpo para obtener los mejores resultados y recuperarse totalmente de sus entrenamientos. También descubrirá la importancia de mantenerse hidratado.

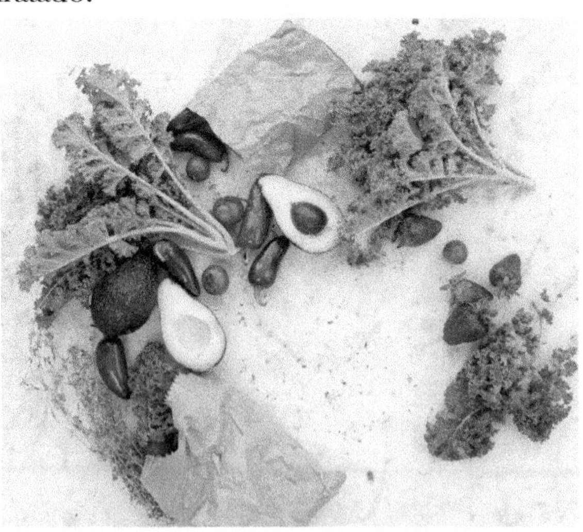

Nutra su cuerpo con los alimentos adecuados[20]

Fundamentos de la nutrición

Muchas personas no saben mucho sobre lo que les conviene comer. ¿Cuáles son los fundamentos de la nutrición? Hay seis partes diferentes, llamadas nutrientes, que contienen los alimentos. Estos diminutos nutrientes no se pueden ver, pero están especializados para dar energía a su cuerpo. Si no come lo adecuado, puede sentirse cansado y débil, llevando a todas partes una cara malhumorada que dice "no molestar". Entonces, ¿cuáles son estos nutrientes? He aquí un repaso:

Hidratos de carbono (carbohidratos): Existen dos tipos principales de carbohidratos: simples y complejos. Los carbohidratos simples, como los que se encuentran en las bebidas azucaradas y el pan blanco, proporcionan ráfagas de energía rápidas pero efímeras. Por el contrario, los carbohidratos complejos, como los cereales integrales y las verduras, ofrecen energía sostenida y fibra dietética, que facilitan la digestión y le mantienen saciado durante más tiempo.

Proteínas: Son los componentes básicos de los músculos y contribuyen a la reparación y el crecimiento de los tejidos. Elija fuentes de proteínas magras como el pollo, el pescado, las alubias y las lentejas para evitar el exceso de grasas y grasas saturadas.

Grasas saludables: No todas las grasas desempeñan las mismas funciones en el organismo. Las grasas insaturadas, que se encuentran en los aguacates, los frutos secos, el aceite de oliva y los pescados grasos, son esenciales para la salud del cerebro, la producción de hormonas y la absorción de nutrientes. Procure reducir la ingesta de grasas saturadas y trans que se encuentran en los alimentos procesados y los fritos, ya que pueden aumentar el riesgo de padecer enfermedades cardiacas.

Vitaminas: Estos micronutrientes desempeñan un papel vital en las diversas funciones de su organismo. Cada vitamina conlleva una función única. La vitamina D, por ejemplo, ayuda a la salud ósea, mientras que la vitamina B12 contribuye a la función nerviosa. Puede encontrar vitaminas en una gran variedad de frutas, como aguacates, naranjas, limones y bayas; verduras, como espinacas, brócoli, zanahorias, patatas y plátanos; y cereales integrales, como arroz, cebada, etc.

Minerales: Los minerales son los nutrientes que mantienen las cosas funcionando sin problemas en su cuerpo. Ayudan a que sus músculos funcionen, a que sus huesos se mantengan fuertes y a que su corazón lata sano y firme como un bombo. Puede encontrar minerales en alimentos como la carne, los productos lácteos y las verduras de hoja verde. Algunos minerales comunes son el calcio, que fortalece sus huesos; el hierro, que ayuda a su sangre a transportar oxígeno; el zinc, que ayuda a reducir el riesgo de diabetes; y el cloruro, que ayuda a la digestión y a la función muscular.

El agua: Su cuerpo necesita agua para mantenerse hidratado, regular la temperatura y deshacerse de los residuos. Puede encontrar agua en frutas y verduras, así como en bebidas como el zumo y la leche. Beber mucha agua cada día le asegurará mantenerse sano y feliz. Piense en las veces que ha sentido el frío líquido bajar por su garganta hasta el estómago, trayendo consigo esa sensación de satisfacción que luego se asienta en su corazón. ¿Qué haría el ser humano sin agua?

Seguir una dieta equilibrada

Comer bien es importante para todos, pero especialmente para las personas mayores como usted. Le ayuda a sentirse fuerte y a hacer las cosas que le gustan. Una buena comida también mejorará su salud física y mental y su bienestar.

¿Por qué seguir una dieta equilibrada?

A medida que la gente envejece, mantenerse sano se vuelve aún más importante para ellos. Comer bien es como darle a su cuerpo el combustible que necesita para mantenerse fuerte y activo. Al igual que un vehículo necesita la gasolina adecuada para dar lo mejor de sí en la carretera, su cuerpo necesita los nutrientes adecuados de los alimentos para sentirse lo mejor posible. ¿Aún no está convencido? Aquí tiene algunas razones más por las que una dieta equilibrada debería estar a la orden del día.

- Su cuerpo se fortalece: Comer sano proporciona a su cuerpo los bloques de construcción que necesita para mantener sus músculos fuertes, lo que le ayuda en actividades cotidianas como caminar, subir escaleras y cargar con la compra.

- Usted tiene más energía: La buena comida alimenta su cuerpo, dándole la energía que necesita para hacer las cosas que le gustan, ya sea pasar tiempo con sus seres queridos o dedicarse a sus aficiones.

- Su estado de ánimo suele ser brillante y soleado: Comer equilibradamente puede ayudarle a sentirse mejor en general, tanto física como mentalmente. Puede sentirse más feliz, más alerta y menos cansado.

- Mantiene su salud en lo más alto: Una dieta equilibrada ayuda a su organismo a combatir las enfermedades y a mantenerse sano, para que no pase el tiempo sobreviviendo en lugar de viviendo y apreciando la vida.

Fíjese en esto: Envejecer significa no tener tantos músculos como antes, pero no tiene por qué sucumbir a ese destino. Necesita sus músculos no sólo para tener buen aspecto, sino para sentirse bien a medida que avanza en su día a día. Dé a sus músculos la oportunidad de demostrarle de qué están hechos alimentándolos con huevos, yogur griego, aguacates, frutos secos, carnes magras como el pollo y los cortes magros de ternera, queso, leche, judías y pescados grasos como el atún, el salmón y la caballa.

Importancia de la hidratación

Hidratación significa asegurarse de que su cuerpo tiene suficiente agua para mantenerse sano. Es muy importante porque el agua ayuda a que su cuerpo funcione correctamente. Si no bebe suficiente agua, puede deshidratarse, lo que significa que su cuerpo no tiene agua suficiente para llevar a cabo sus funciones. Al hacer ejercicio, incluso en posición sentada, va a seguir perdiendo líquidos de su cuerpo a través del sudor y la respiración, y esto puede conducir a la deshidratación. ¿Por qué necesita mantenerse hidratado?

1. **Para mantener el funcionamiento del organismo:** El agua es necesaria para diversos procesos corporales, como la digestión, la circulación y la regulación de la temperatura. Mantenerse hidratado puede hacer maravillas por su bienestar general.

2. **Para evitar problemas de salud:** La deshidratación puede aumentar el riesgo de infecciones urinarias, estreñimiento, fatiga, mareos y deterioro cognitivo en las personas mayores. Manteniéndose correctamente hidratadas, las personas mayores pueden reducir estos riesgos y mantener una mejor salud general.

3. **Para prevenir la deshidratación:** Aunque haga ejercicios en silla, sigue sudando y perdiendo líquidos. Para evitar deshidratarse, es muy importante beber agua antes, durante y después de sus ejercicios. La deshidratación puede hacer que se sienta mal, así que asegúrese de estar al tanto de su ingesta

de agua.

4. **Para aumentar su rendimiento durante el ejercicio:** A medida que suda, su volumen sanguíneo disminuye, lo que dificulta al corazón el bombeo de sangre a todo el cuerpo. Esto puede provocar fatiga y debilidad muscular. Beber suficiente agua le ayudará a sentirse con más energía y a rendir aún más. Cuando su cuerpo está correctamente hidratado, sus músculos trabajan mejor y puede moverse con más facilidad. Usted hace ejercicio con eficacia y al final se siente menos cansado.

5. **Para evitar un aumento de la temperatura corporal durante el ejercicio:** Cuando hace ejercicio, su cuerpo produce calor. Si no está lo suficientemente hidratado, su cuerpo no puede enfriarse correctamente, lo que puede provocar un sobrecalentamiento. Necesita agua para regular su temperatura corporal y evitar que se caliente demasiado.

6. **Para acelerar la recuperación muscular tras el ejercicio:** Después de los ejercicios en silla, los músculos pueden sentirse doloridos o cansados. Beber suficiente agua ayuda a acelerar el proceso de recuperación. El agua ayuda a eliminar las toxinas que se acumulan en los músculos durante el ejercicio, reduciendo el dolor y ayudando a las personas mayores a sentirse mejor más rápidamente.

¿Cómo sé que mi cuerpo necesita más agua?

No beber suficiente agua, lo que se conoce como deshidratación, puede provocarle malestar. Si no está seguro de cuáles son los signos de deshidratación, responda a estas preguntas.

- ¿Se siente perezoso?
- ¿Tiene problemas para pensar con claridad?
- ¿Tiene dolores de cabeza incesantes?
- ¿Siente los músculos insoportablemente tensos o débiles?
- ¿Cuál es el color de su orina? ¿Es más oscura de lo habitual? (Compruébelo cuando vaya a hacer sus necesidades).
- ¿Hace pis con menos frecuencia?
- ¿Se siente irritable?

Estrategias para mantenerse hidratado

Beba mucha agua. Acostúmbrese a beber agua a lo largo del día, no sólo cuando sienta sed. Tomar sorbos de agua con regularidad ayuda a mantener su nivel de hidratación.

Coma alimentos ricos en agua. Incluya en su dieta frutas y verduras con alto contenido en agua, como sandías, fresas, pepinos y apio.

Controle su afición por los dulces y las bebidas con cafeína. Bebidas como los refrescos y el café pueden en realidad deshidratar su cuerpo. No necesita estas bebidas todo el tiempo. En su lugar, puede optar por el agua o el té de hierbas.

Compruebe siempre el color de su orina. Si el color de su orina es amarillo oscuro, es probable que esté deshidratado. Debería beber más agua. El color de su orina puede revelar el nivel actual de hidratación de su cuerpo.

Ponga una alarma. ¿Quién dijo que no se puede utilizar una alarma para mantenerse hidratado? Es más eficaz programar alarmas y temporizadores para recordarle que debe beber agua con regularidad, especialmente durante los ejercicios en silla. Puede que se le olvide durante toda la sesión de ejercicio.

Utilice una botella de agua. Tenga una botella de agua a mano durante todo el día. Las botellas de agua no están hechas sólo para los niños. Ahora existen botellas de agua para adultos. Compre una para usted y tache esa excusa de la lista. Necesita una botella de agua que le ayude a mantenerse hidratado.

Ahora ya sabe por qué una buena nutrición y una hidratación adecuada son necesarias para mejorar su rendimiento físico durante y después de sus entrenamientos y mantener su cuerpo sano y preparado para cualquier cosa. La pregunta es: ¿cómo crear el hábito de comer sano? ¿Por dónde empezar siquiera?

Planificación de comidas

Si alguna vez ha luchado contra la disciplina a la hora de comer, necesita planificar las comidas. Si sabe con antelación lo que va a comer y se ha tomado el tiempo necesario para preparar sus comidas antes de necesitarlas, nunca tendrá que luchar contra el impulso de decir no a los platos rápidos poco saludables. Cuando se tienen demasiadas opciones, es difícil elegir. En este caso, el ser humano tiende naturalmente a lo que es fácil y cómodo.

Utilice la planificación de las comidas para evitar descarrilar sus avances en salud y forma física con malas opciones alimentarias. Una planificación adecuada de las comidas implica conocer las recetas que le gustaría preparar, crear una lista de la compra, conseguir los ingredientes con antelación en la tienda y saber cuándo reponerlos para no caer en la tentación y retomar hábitos alimentarios poco saludables. Puede parecer mucho trabajo, pero pronto se dará cuenta de que no lo es, sobre todo cuando note cuánto tiempo le ahorra y lo fácil que es ceñirse a comer comidas sanas. Entonces, ¿cómo planifica sus comidas?

Haga una lista: Su lista evitará que adquiera esa caja de galletas o ese bote de helado que no necesita. Evitará que se desvíe hacia los pasillos del supermercado en los que sabe que no tiene nada que hacer. Ahora, no hay razón para tener una comida diferente preparada para cada día de la semana si eso le parece demasiada presión. Esto es algo nuevo que está aprendiendo, así que sea flexible y vaya con calma para empezar. Es suficiente con tener de cuatro a seis comidas planificadas para cada semana, ya que probablemente tendrá sobras para disfrutar al día siguiente, cenar fuera con amigos o disfrutar de comida para llevar al menos una noche cada semana.

Vaya a por la compra: Si es como la mayoría de la gente, cuanto más mayor se hace, menos ganas tiene de ir a la tienda a por la compra. Lo más inteligente es organizar las cosas de modo que sólo tenga que ir una vez a la semana, y no más que eso. Mejor aún, haga que le envíen la compra haciendo el pedido por Internet o por teléfono. De este modo, habrá eliminado un obstáculo más entre usted y comer bien para alcanzar sus objetivos de salud.

Cocine sus comidas: Una vez que tenga todos los ingredientes que necesita, es hora de cocinar. Si cocina todos los días y no le gusta mucho hacerlo, es posible que abandone por completo la planificación de comidas. Entonces, ¿qué es lo mejor que puede hacer? Elija un día en el que cocinará todas sus comidas. Claro que le llevará una parte considerable de su tiempo, pero es agradable saber que no tiene que cocinar nada durante los próximos seis o siete días. ¿Le parece demasiado trabajo cocinarlo todo en un día? Una opción mejor para usted podría ser cocinar en tandas dos o tres veces por semana. No tenga miedo de experimentar y ver qué le funciona.

Cómo preparar su comida

Al principio, puede parecer que la planificación de comidas y la preparación de comidas son la misma cosa, pero no lo son. La planificación de comidas consiste en saber lo que va a comer en un periodo determinado y hacer planes para esas comidas. La preparación de comidas consiste en tener listos los componentes de esas comidas mucho antes de tener que cocinarlas. Esto le ahorra tiempo de cocina, le mantiene comiendo sano de forma constante y le ayuda a controlar el tamaño de las raciones. Después de todo, ¿qué sentido tiene cambiar a opciones de comidas más saludables si sigue comiendo por dos, verdad?

He aquí cómo preparar sus comidas. En primer lugar, prepare grandes cantidades de los alimentos que sabe que incluirá en la comida de cada día. Por ejemplo, si siempre tiene una ración de verduras asadas y pollo a la parrilla, puede hacer suficiente cantidad de esos alimentos para toda la semana.

Cuando termine de cocinar, divida sus comidas en porciones colocándolas en recipientes con capacidad suficiente para una ración. Es más fácil llevar la cuenta de lo que come con estos recipientes de una sola ración y evitar que caiga en la tentación de comer más de lo previsto. Guarde los recipientes en el congelador o el frigorífico y, cuando quiera comer, sólo tendrá que meter uno en el microondas y tendrá una comida caliente lista para llevar.

Consejos para que planificar y preparar las comidas sea pan comido

- Los mejores recipientes son seguros para su uso en el microondas y el lavavajillas.

- Si se abastece de alimentos enlatados y congelados, preparar las comidas y cocinar será coser y cantar.

- Busque recetas que no sólo sean deliciosas, sino también fáciles de preparar. No tiene sentido sentirse agotado ante la mera idea de preparar los ingredientes principales, y mucho menos de juntarlos.

- Si corta los ingredientes con antelación, su futuro yo le agradecerá que haya sido tan considerado. Aún mejor: compre sus comestibles precortados.

- Si hay ingredientes que siempre tendrá que cortar, hágalo de una vez antes de necesitarlos.

- Tan pronto como vuelva de la tienda, lave adecuadamente sus frutas y verduras utilizando tres partes de agua por una de vinagre blanco destilado. Deje reposar los ingredientes frescos en la solución durante al menos tres minutos, aclárelos con agua corriente, séquelos a golpecitos y guárdelos en sus respectivos compartimentos del frigorífico.

- Cambie las cosas de vez en cuando para no aburrirse de sus comidas.

- Cuando realmente no pueda encontrar en usted la forma de cocinar, pida ayuda a las personas con las que vive. No hay ninguna razón por la que tenga que hacerlo sola si tiene la suerte de contar con familiares y amigos a su alrededor.

Recetas

Ahora que ya sabe cómo planificar y preparar sus comidas, le vendrán bien unas cuantas recetas deliciosas que sean fáciles de preparar y alimenten su cuerpo con buena energía.

Tarta de tomate

¿Desea una dosis saludable de vitamina C para mantener su cuerpo fuerte y su sistema inmunológico activo como debe ser? Entonces, esta es una gran receta que debe probar.

Ingredientes:

- 1 lámina descongelada de hojaldre congelado

- 1 cebolla (cortada en rodajas finas)

- 1 cucharada de hierbas frescas picadas (albahaca, orégano, etc.) O 1 cucharada de su condimento italiano favorito

- 1 taza de queso (feta, parmesano, mozzarella, queso azul o del tipo que prefiera)

- 2 tomates grandes (que sean tres si quiere un poco más de rojo)

- 1 cucharadita de aceite de oliva

- Sal o sustituto de la sal (al gusto)

- Pimienta (al gusto)

Instrucciones:

1. Saque su bandeja para hornear y fórrela con papel de aluminio antiadherente o papel pergamino. Por favor, no utilice papel encerado.

2. Precaliente su horno. Debe estar a 425 F.

3. Coja su masa de hojaldre y estírela bien sobre la lámina forrada.

4. Coja un tenedor. Con las púas, haga algunos agujeros en la parte inferior del hojaldre.

5. Ponga una sartén en el fuego a temperatura media. Añada en ella su aceite de oliva.

6. Eche las cebollas en la sartén y siga removiendo mientras las saltea hasta que estén bien blandas. Esto no debería llevar más de cinco minutos.

7. Una vez que las cebollas estén listas, extiéndalas sobre la masa de hojaldre.

8. Corte los tomates en rodajas finas y cúbralos con las cebollas. No deje que las rodajas se superpongan.

9. Espolvoree el queso sobre los tomates y, a continuación, añada la mitad de las hierbas o del condimento italiano.

10. Sazone la parte superior con sal y pimienta. No utilice demasiada sal, y si no debe tomar demasiado sodio, utilice en su lugar el sustituto de la sal.

11. Espolvoree tanta pimienta como desee (u omita la pimienta si no le gusta el picante).

12. Meta la bandeja en el horno y deje que su tarta se hornee durante los 25 minutos siguientes. Cuando esté lista, la corteza debe tener un bonito color dorado.

13. Con ayuda de unas manoplas, saque la tarta del horno y espolvoree el resto de las hierbas por encima. A continuación, corte la tarta en cuadraditos y disfrute de su comida.

Salmón y verduras

Lo mejor de esta receta es que sólo necesita una sartén. Es muy fácil de preparar y su corazón se lo agradecerá por los ácidos grasos omega-3 con los que lo está alimentando. Gracias a la vitamina B de esta comida, también tendrá más energía. Si está cansado del salmón o quiere probar otra cosa, puede utilizar cualquier otro pescado escamoso. La trucha o la tilapia también servirán para esta receta.

Ingredientes:

- ½ cebolla (en gajos)
- 1 calabacín o calabaza (en rodajas)
- 1 pimiento morrón (en rodajas)
- 1 taza de tomates uva o cherry
- 1 cucharadita de condimento cajún (si lo prefiere, puede sustituirlo por otra mezcla de condimentos para pescado)
- 3 cucharadas de aceite de oliva
- 2 o 3 filetes de salmón (que sean de 4 onzas cada uno)
- 1 limón (opcional)

Instrucciones:

1. Precaliente su horno a 450 F.
2. Coja su fiel bandeja para hornear y fórrela con papel de aluminio o papel pergamino. Si no tiene ninguno de los dos, engrase su bandeja con un poco de aceite vegetal.
3. Coja un bol grande y eche todas las verduras.
4. Añada el condimento y 2 cucharadas de aceite al bol de las verduras. Guarde la tercera cucharada para más tarde.
5. Extienda las verduras sobre la hoja de modo que quede una capa uniforme.
6. Coloque los filetes de salmón entre las verduras. Compruebe que tienen la piel hacia abajo.
7. Con la última cucharada de aceite de oliva, pinte el salmón.
8. Coloque dos rodajas finas de limón sobre cada uno de los filetes.
9. Meta la bandeja en el horno y deje que se ase todo de 12 a 15 minutos. Sabrá que está listo cuando el salmón tenga un aspecto opaco y se desmenuce con facilidad.
10. Cada ración debe tener un filete de salmón, junto con las verduras asadas. Buen provecho.

Ensalada de pollo y bayas

Si quiere un plato que reviente de color y proteínas para darle músculos fuertes, le encantará esta receta. Es una comida excelente para preparar cuando tenga sobras de pollo. Los antioxidantes de las bayas son otro beneficio de esta comida.

Ingredientes:

- Ensalada de verduras picadas (las espinacas también sirven)
- ½ taza de apio picado
- ½ taza de guisantes frescos (puede utilizar guisantes congelados en su lugar siempre que estén descongelados)
- 1 cucharadita de azúcar
- ¼ taza de mayonesa de aceite de oliva (la mayonesa normal está bien, pero sepa que es alta en colesterol)
- ½ cucharadita de estragón (seco)
- 1 taza de arándanos frescos (enteros) O fresas (cortadas en cuartos)
- 1 ½ tazas de sobras de pollo (desmenuzado o picado)

Instrucciones:

1. Coja un bol y bata en él el aceite de oliva, la mayonesa, el azúcar y el estragón seco.
2. Eche el pollo, los guisantes, el apio y las bayas en el bol.
3. Remueva bien los ingredientes del bol para que se mezclen uniformemente.
4. Sirva las espinacas o la ensalada de hojas verdes en un plato y, a continuación, cubra las hojas verdes con la ensalada de pollo y bayas para obtener una comida sana, deliciosa y saciante.

Cazuela de atún y verduras

Esta comida es buena para preparar cuando no tiene ganas de cocina elegante, pero quiere darle a su cuerpo algo nutritivo.

Ingredientes:

- 1 taza de queso cheddar rallado
- 1 bolsa de fideos de huevo integrales (12 onzas)

- 2 latas de crema de champiñones (10 ¾ onzas cada una)

- ½ taza de leche

- 2 latas de atún (escurrido, 5 onzas cada una)

- 2 tazas de verduras congeladas (pruebe con zanahorias, guisantes, brócoli o una combinación)

- 8 galletas de mantequilla (Ritz o algo parecido)

- Sal o sustituto de la sal (al gusto)

- Pimienta (al gusto, opcional)

Instrucciones:

1. Prepare su horno precalentándolo a 350 F.

2. Busque su cazuela de 3 cuartos. ¿No tiene una? Utilice un molde para hornear de 13 por 9 pulgadas. Engrase la fuente o el molde.

3. Siguiendo las instrucciones del paquete, cueza sus fideos integrales. Cuando terminen, escúrralos para que no quede líquido.

4. Mezcle el queso, la leche, las verduras, la sopa de champiñones y el atún con los fideos.

5. Sazone la mezcla con sal y pimienta.

6. Vierta esta mezcla en su fuente o sartén engrasada.

7. Aplaste las galletas en pequeños trozos y repártalas uniformemente por encima de la cazuela. Si quiere queso extra, nadie se lo impide. Adelante.

8. Meta la cazuela en el horno y déjela reposar durante los 20 minutos siguientes. Sabrá que está lista cuando tenga un bonito color dorado, apenas empezando a dorarse. Sirva y disfrute de esta deliciosa comida mientras está caliente.

Ensalada de judías

Si quiere algo fácil, pruebe esta receta.

Ingredientes:

- ⅓ taza de aceite de oliva

- ½ taza de azúcar blanco (utilice ¼ de taza de miel para hacerlo más saludable)

- ⅔ taza de vinagre blanco o vinagre de sidra de manzana

- 1 cebolla blanca cortada en rodajas finas (la cebolla amarilla también sirve)
- 1 lata de garbanzos (15 onzas, escurridos y enjuagados)
- 1 lata de alubias rojas (15 onzas, escurridas y enjuagadas)
- 1 lata de judías verdes (15 onzas, escurridas y enjuagadas)
- 1 lata de judías de manteca (15 onzas, escurridas y enjuagadas)
- Sal (al gusto)
- Pimienta (al gusto)

Instrucciones:

1. Coja el recipiente o bol de Tupperware más grande que tenga. Eche en él todos sus ingredientes.
2. Mezcle bien todos los ingredientes.
3. Métalo en el frigorífico y déjelo reposar toda la noche o unas horas para que se marine.
4. Sírvalo como aderezo de sus ensaladas verdes o como guarnición cuando disfrute de un poco de pollo a la parrilla.

Éstas son sólo algunas de las increíbles recetas que puede probar. No tema ser creativo con ellas y descubrirá que comer sano no es una tarea. Cuando su cuerpo le muestre los resultados de sus elecciones alimentarias y de su decisión de mantenerse correctamente hidratado, nunca querrá dejar de vivir y tratarse bien.

Cuando come alimentos sanos y bebe suficiente agua, le da la energía y la fuerza que necesita para hacer bien sus ejercicios. Además, ayuda a que sus músculos y articulaciones funcionen mejor, para que pueda moverse con más facilidad. Cuando tiene una buena nutrición e hidratación, es más probable que se sienta bien durante y después de sus ejercicios. También ayuda a su cuerpo a recuperarse más rápidamente, por lo que puede seguir haciendo ejercicio con regularidad sin sentirse cansado o dolorido todo el tiempo. Así que no bromee con su barriga. Empiece a comer bien hoy mismo y beba mucha agua para mantenerse activo y sentirse lo mejor posible mientras hace estos ejercicios en la silla.

Capítulo 10: Convertirlo en un estilo de vida: Integrar los ejercicios en silla en la vida diaria

Después de leer este capítulo, entenderá qué son los hábitos y cómo pueden transformar su vida para mejor. Descubrirá por qué los hábitos son la clave para dar forma a su vida y acercarse a sus objetivos, comprendiendo cómo son mejores que la inspiración y la motivación. También comprenderá la importancia de los ejercicios en la silla y aprenderá cómo permanecer sentado durante periodos prolongados puede entorpecer su postura y debilitar músculos fundamentales. Este capítulo le ofrece consejos útiles y microejercicios para mantener su postura e implicar a sus músculos centrales en su vida diaria. También proporciona algunas técnicas de respiración sencillas pero eficaces que pueden mejorar la salud de sus pulmones y su bienestar general.

¿Qué son los hábitos?

Las personas adquieren numerosos hábitos desde el día en que ponen un pie en el mundo, sean conscientes de ello o no. En cuanto se despierta, se dirige automáticamente al baño para cepillarse los dientes. Cuando se mete en la ducha, es posible que busque inmediatamente el bote de champú, aunque no sea el día de lavarse el pelo. Cuando adopta hábitos, su cerebro entra en cierto modo en piloto automático. Su cerebro y su cuerpo ya son conscientes de lo que tienen que hacer, lo que requiere menos esfuerzo consciente, concentración y compromiso por su parte. Esto le permite atender a sus necesidades y realizar algunas de sus tareas con mayor eficacia a lo largo del día.

Los hábitos se arraigan tan profundamente en su sistema que incluso los más perjudiciales, como fumar, por ejemplo, son muy difíciles de romper. Hacer algo beneficioso con tanta frecuencia que se convierta en un hábito puede transformar su vida. Puede aumentar su autoestima y su confianza porque le ayuda a darse cuenta de que es lo bastante poderoso como para hacer cambios sustanciales en su vida.

La importancia de desarrollar hábitos saludables

- **Le hacen sentirse menos abrumado**

Desarrollar hábitos saludables le ayuda a darse cuenta de que es capaz de convertirse en la persona que desea ser. Digamos que quiere terminar de leer un libro determinado. Se sentiría menos abrumado si adquiriera el hábito de leer unas cuantas páginas cada día o designara la hora antes de acostarse para leer. Cuando vea que ha conseguido terminar este libro y asumir otros retos de lectura, se sentirá más motivado para mantener este comportamiento.

- **Reducen los niveles de estrés y ansiedad**

Desarrollar hábitos gratificantes puede reducir su estrés y ansiedad porque hacen que su vida parezca más estructurada y organizada. Por ejemplo, si se acostumbra a preparar las comidas de toda la semana durante el fin de semana, podrá ceñirse a sus objetivos de alimentación sana si no tiene tiempo para preparar comidas nutritivas a lo largo de la semana.

- **Mejoran la calidad de su vida**

Sus hábitos conforman en gran medida quién es usted porque son actividades que realiza varias veces al día sin pensar en ellas. Se quedan grabados en su psique y pasar un tiempo sin ellos puede parecerle muy raro. Tienen un profundo efecto en la calidad de su vida. Comprender el impacto que tienen los hábitos en su vida y su bienestar le anima a adoptar comportamientos más beneficiosos y a trabajar activamente para acabar con los que no son saludables. Al tomar el control de sus hábitos, puede vivir una vida que se alinee con sus objetivos, aspiraciones, creencias y valores.

- **Se pueden alterar**

  Lo bueno de los hábitos es que pueden modificarse. No tiene que vivir con ellos para siempre. Aunque cambiar los malos hábitos puede ser todo un reto, sobre todo si se ha aferrado a ellos durante años, estos cambios siguen siendo posibles con la suficiente dedicación. La clave está en dividir en pasos manejables los cambios que necesita hacer para modificar ciertos hábitos. Cree hitos que le ayuden a convertirse en la persona que desea ser.

- **Le acercan a sus objetivos**

  Algunas de las mayores empresas del mundo, como Amazon, Apple, Dell, Google, Microsoft y Walt Disney y compañía, nacieron en garajes. No se convirtieron en gigantes de la noche a la mañana. Más bien pasaron años perfeccionando sus productos o cambiándolos por completo y ampliando sus estrategias. Sus fundadores pasaron por numerosas fases de ensayo y error, buscando continuamente la mejor manera de mejorar sus negocios. Si estas empresas de renombre mundial empezaron así de pequeñas una vez y necesitaron décadas para llegar a donde están hoy, usted tampoco podrá alcanzar sus objetivos de la noche a la mañana.

  Imagínese que quiere correr una maratón, pero nunca ha tenido un entrenamiento adecuado para ello. No puede simplemente comprarse un nuevo par de zapatillas de correr e ir a por ello, ¿verdad? Para correr un maratón, necesita aumentar gradualmente sus capacidades kilómetro a kilómetro. También necesita seguir una dieta más equilibrada y saludable que le ayude a fortalecer sus músculos y le aporte más energía. Siempre que quiera alcanzar un objetivo, independientemente de lo grande o pequeño que sea, necesita determinar los hábitos que necesita adquirir, los que necesita reforzar y los que necesita dejar para asegurarse de que va en la dirección correcta.

- **Son más eficaces que la motivación**

  Mucha gente cree que la motivación es la clave del éxito. Sin embargo, si lo piensa, descubrirá que es difícil mantenerse siempre motivado. Todo el mundo tiene días malos o se distrae a veces. Es muy difícil superar las malas rachas de la vida, por no hablar de mantenerse motivado e inspirado. Si está muy ocupado, es posible que lo último en lo que piense sea en pasar tiempo con su familia o en asegurarse de mantenerse sano. Sin embargo, si estos comportamientos se convierten en hábitos, los hará sin pensar. Ya no tendrá que reunir cada gramo de motivación para hacer las cosas. Los hábitos son más fáciles y eficaces que la motivación.

La importancia de los ejercicios en silla

El ejercicio físico es tan importante, si no más, para las personas mayores como para los jóvenes. Mantener su movilidad y amplitud de movimiento es crucial a medida que envejece porque le permite prevenir ciertas enfermedades relacionadas con la edad, mejorar la salud cardiovascular, potenciar la función cognitiva y mantener la masa muscular y la densidad ósea. Dicho esto, es casi imposible moverse libremente sin someter a su cuerpo a esfuerzos a medida que envejece. Aquí es donde los ejercicios en silla pueden resultar útiles. Los ejercicios en silla ofrecen los mismos beneficios que los entrenamientos regulares para las personas que luchan por mantener el equilibrio o tienen una movilidad y una amplitud de movimiento limitadas.

Hacer de los ejercicios en la silla un hábito e incorporarlos a su rutina diaria puede aumentar su flujo sanguíneo, reducir el riesgo de caídas, fortalecer sus músculos y mejorar la salud de sus articulaciones. Un mejor flujo sanguíneo puede mejorar su salud cardiovascular porque garantiza que el oxígeno y los nutrientes lleguen a todos sus órganos. Varios ejercicios en silla se centran en fortalecer determinados grupos musculares, mejorar su equilibrio y estabilidad y reducir el riesgo de caídas. Los ejercicios en silla son suaves, de bajo impacto y eficaces. Desarrollan gradualmente su flexibilidad y reducen la rigidez de sus articulaciones. Los ejercicios en silla animan a sus articulaciones a recorrer toda su amplitud de movimiento, lo que puede permitirle prevenir o aliviar dolencias como la artritis.

Cuanto más mayor se hace, más probable es que pase mucho tiempo sentado. Permanecer sentado durante mucho tiempo puede provocar cambios notables en su postura. Entrena su pelvis para inclinarse hacia atrás. Con el tiempo, sus caderas se debilitan y ya no son capaces de sostener la parte superior de su cuerpo. Estar sentado, a diferencia de caminar, no activa sus músculos del núcleo y glúteos, que son necesarios para sostener la columna vertebral.

Cuando todos estos huesos y músculos dejan de hacer su trabajo con eficacia, la columna vertebral pasa de parecer una S a tener forma de C. Esto le impide mantenerse erguido y le hace desarrollar una postura encorvada. Si no puede caminar y hacer ejercicio como antes, lo mejor es que haga ejercicios en la silla. Pueden ayudarle a mantener su postura natural y evitar que la situación se deteriore. Estos ejercicios están muy enfocados a ayudarle a mantener su postura. Le entrenan para sentarse erguido y le enseñan a alinear las orejas, los hombros y las caderas. También implican activamente a su núcleo y a los músculos de los glúteos para garantizar que su columna vertebral permanezca apoyada.

Ejercicios para mejorar la postura

Ejercicio para el abdomen

Siéntese erguido y mantenga la espalda lo más recta posible. Respire hondo mientras tensa gradualmente el abdomen. Imagine que intenta llevar el ombligo a la columna vertebral. Mientras lo hace, evite inclinar la cabeza hacia delante. Mantenga el cuello recto mientras mete ligeramente la barbilla. Imagine que una cuerda tira de usted desde la parte superior de la cabeza hacia el cielo. Cuando consiga la postura correcta, concéntrese en respirar profundamente. Inhale desde el abdomen y no desde el pecho. Note cómo se expande su vientre, seguido de su pecho. Mantenga esta postura durante unos segundos mientras nota cómo se siente su cuerpo. Lleve su atención a cómo están alineadas sus orejas, hombros y caderas, utilizando estos sencillos ejercicios como base para los siguientes ejercicios de la silla.

Ejercicio de hombro

Retome este ejercicio donde el ejercicio abdominal dejó su postura. Mientras se sienta erguido, lleve los hombros hacia arriba, hacia las orejas, y luego gírelos suavemente hacia delante. Llévelos desde delante hacia abajo, luego gírelos de nuevo a su posición inicial, y luego hacia arriba otra vez. A continuación, vuelva a hacerlos en la otra dirección. Después de subir los hombros, gírelos hacia atrás, llévelos desde atrás hacia abajo, luego gírelos hacia delante hasta su posición inicial centrada, y luego de nuevo hacia arriba. Haga este ejercicio diez veces, alternando las direcciones.

Ejercicios para la rodilla

Comience este ejercicio con las orejas, los hombros y las caderas alineados. Levante lentamente la rodilla derecha, llevándola hacia el pecho, y luego vuelva a colocarla donde estaba. Haga lo mismo suavemente con la otra rodilla. Comience haciendo este ejercicio 10 veces, alternando las rodillas. Aumente gradualmente su capacidad con el tiempo. No pasa nada si sólo puede aguantar menos de 10 cuentas la primera vez. Hágalo lo mejor que pueda e intente hacer más recuentos a medida que progrese. Este ejercicio fortalecerá su vientre, su núcleo y los músculos de los cuádriceps.

Cuando termine con este ejercicio, desplácese hacia delante hasta el borde de la silla. Preferiblemente, siéntese en un sillón para agarrarse al reposabrazos como apoyo. Si no dispone de él, agárrese a los bordes de la silla, pero asegúrese de que se siente en equilibrio antes de empezar este ejercicio. Cuando esté listo, levante la pierna derecha, extendiendo la pantorrilla. Haga lo posible por crear una línea recta desde el borde de la silla. Mantenga los dedos de los pies mirando hacia el techo. Sus rodillas pueden doblarse ligeramente para que no estén bloqueadas. Aguante unos segundos antes de llevar suavemente la pierna a la posición inicial. Haga lo mismo con la otra pierna y continúe alternando durante 10 cuentas o durante todo el tiempo que sea capaz.

Ejercicios para la parte superior del cuerpo

Retomando donde lo dejó, en el borde de la silla, estire ambos brazos hacia delante. Practique cómo mantenerse en equilibrio en esta posición antes de seguir avanzando en este ejercicio. Cuando esté listo, doble ligeramente los codos alineándolos con la línea central. Su pulgar debe mirar hacia el techo. Tire de los codos hacia atrás tanto como pueda, asegurándose de que los hombros y los brazos están apretados. Sus brazos no deben estar colocados lejos de su cuerpo. Haga este ejercicio durante 10 cuentas o durante todo el tiempo que pueda aguantar.

Consejos para mejorar su postura

- Hacer ejercicio con regularidad le ayudará a mejorar su postura. Hacer tan sólo 30 minutos de ejercicios en la silla o cualquier otro entrenamiento de bajo impacto al día puede ayudarle a mejorar su amplitud de movimiento y a mantenerse activo. Esto también mejorará su salud y bienestar general.

- Los ejercicios suaves que se mencionan a lo largo de este libro le ayudarán a fortalecer los músculos de la espalda y el vientre. También están diseñados para ayudarle a corregir la postura y fortalecer los músculos centrales. Diez minutos de ejercicios de estiramiento al día también ayudan.

- Evite cruzar las piernas cuando esté sentado. Dependiendo de la pierna que esté acostumbrado a cruzar, esta posición puede estirar demasiado un lado de los músculos de la pierna. Cuando esto ocurre, la alineación de su columna vertebral cambiará.

- Practique la postura erguida. Mantenga la columna recta y concéntrese en mantener la posición natural de reposo de los hombros. Muchas personas tienden a encoger los hombros cuando están tensas o estresadas. Apriete suavemente los músculos del estómago para activar los músculos centrales y sostener la columna vertebral. El tensado no debe sentirse incómodo, sino más bien como una activación de estos músculos.

- Aunque pueda parecer cómodo o natural, evite sentarse en sillas o sofás muy blandos o de asiento bajo durante demasiado tiempo.

- Si puede levantarse fácilmente sin ayuda, túmbese en el suelo durante un par de minutos una vez al día. Mantenga el cuerpo plano, pegado al suelo, sin utilizar cojines ni mantas para apoyarlo. Relájese, dejando que su cuerpo se adapte a su posición natural de descanso. Esto le permitirá corregir su postura con el tiempo.

- Cuando salga, elija el par de zapatos adecuado. Asegúrese de que son planos y de que se ajustan correctamente, ni demasiado holgados ni demasiado apretados. Llevar el calzado adecuado garantizará que su peso se distribuya uniformemente.

- Cuando levante objetos pesados, asegúrese de que los levanta utilizando las caderas, los muslos y las rodillas. No levante con la espalda.

- Mueva la cabeza todos los días para relajar los músculos tensos del cuello. La tirantez puede impedir a menudo una buena postura corporal. Tómese unos minutos para mover suavemente la cabeza en pequeños círculos, de delante hacia atrás y de lado a lado.

- Cuando duerma, apoye la cabeza en una almohada de soporte firme para evitar desarrollar dolores o afecciones cervicales.

- Las mejores posiciones para mantener la postura de la columna son tumbado de lado con las rodillas dobladas y una almohada entre las piernas o boca arriba con una almohada bajo las rodillas.

Comprometer su núcleo

Usted utiliza los músculos centrales en casi todo lo que hace, por lo que es fundamental trabajarlos y fortalecerlos. La forma de activar el núcleo depende de la actividad que esté realizando. El primer paso, sin embargo, es comprender qué se siente al trabajarlos y saber qué músculos están en uso. Mucha gente confunde trabajar el núcleo con meter la barriga, sin entender que esto último es contraproducente. Meter la barriga puede debilitar los músculos del núcleo con el tiempo. Ejerce presión sobre la espalda y el cuello, dificulta la respiración y es muy incómodo de soportar.

Este ejercicio le ayudará a entender cómo debe sentir su cuerpo cuando hace trabajar su núcleo en su vida diaria:

Inhale, inspirando profundamente desde el diafragma. Exhale mientras aprieta el vientre, llevando el ombligo hacia la columna vertebral. Apriete más hasta que sienta que los músculos de la parte baja de la espalda, así como los de la parte delantera y los laterales de su núcleo, están comprometidos. No debería sentir dolor mientras hace esto. Mantenga esta posición durante unos segundos antes de soltar. Haga esto unas cuantas veces, asegurándose de dar a sus músculos suficiente tiempo para relajarse entre medias para evitar fatigarlos.

Técnicas de respiración

A continuación le presentamos unas sencillas técnicas de respiración que pueden mejorar el funcionamiento de sus pulmones y mejorar su salud:

Respiración completa

La mayoría de la gente no se da cuenta de que no respira tan completamente como debería. Este ejercicio garantiza que sus respiraciones sean completas y que el oxígeno llegue eficazmente a las distintas partes de su cuerpo. Compromete la parte superior del pecho, el diafragma y la parte inferior de la caja torácica para ayudarle a conseguir respiraciones profundas.

Para practicar esta técnica, debe sentarse recto, alineando las orejas, los hombros y las caderas. Cierre los ojos, exhale e inhale, dejando que se relajen todos los músculos del estómago. Al inspirar, sienta cómo se expande su vientre, llenándose de aire. Siga respirando hasta que su pecho también se expanda al acomodar el aire. Aguante unos segundos antes de exhalar lentamente. Suelte hasta el último aliento, sintiendo que el aire sale de sus pulmones y que su estómago se tensa ligeramente. Haga esto durante unos minutos cada día.

Respiración zumbante

Como puede deducir de su nombre, este ejercicio consiste hacer zumbidos, sobre todo al exhalar. Estimula sus funciones cognitivas y mejora su salud física. Para realizar este ejercicio, debe seguir las instrucciones proporcionadas para la respiración completa. El único giro es que usted zumba al exhalar y suelta todo el aire del pecho y el vientre. Contraiga los músculos del vientre mientras zumba y luego relájese. Repita este ejercicio un par de veces.

Respiración diafragmática

Este ejercicio le ayudará a relajarse y a eliminar la tensión de su cuerpo. También compromete su diafragma para garantizar una respiración más completa. Túmbese boca arriba, colocando una mano sobre el estómago y la otra justo debajo sobre el ombligo. Lleve su atención a su diafragma, asegurándose de que extrae sus respiraciones de él. Sabrá que está haciendo bien esta técnica cuando vea que la mano sobre el ombligo se eleva antes que la otra.

Ahora que ha leído el último capítulo de este libro, le animamos a que incorpore los ejercicios en silla a su rutina diaria. Practicar los ejercicios en silla es un viaje hacia la mejora de su bienestar general. Estas técnicas pueden transformar su salud mental, emocional y física.

Conclusión

El yoga en silla no es un programa de fitness común y corriente, sino que cambia las reglas del juego. Tanto si padece limitaciones físicas como esclerosis múltiple, problemas cardiovasculares o enfermedades pulmonares, el yoga en silla es su entrada para una rutina de ejercicios agradable y accesible. No deje que la palabra "silla" le engañe - esta práctica puede ser tan desafiante como el yoga tradicional. El caso es que, sea cual sea su nivel de forma física o su estado de salud, puede encontrar motivación y una sensación de logro a través de la actividad física.

Para ello, no es necesario contorsionarse en posturas imposibles ni soportar agotadores entrenamientos. El yoga en silla le encuentra donde está, tanto si es principiante como si está acostumbrado a hacer ejercicio, y le ofrece un camino suave pero eficaz hacia el bienestar. La edad es sólo un número en el mundo del yoga en silla. Tanto si es un yogui experimentado como un completo novato, puede cosechar los beneficios de esta práctica. Incluso si permanece sentado durante toda la sesión o utiliza la silla como apoyo, le espera una experiencia transformadora.

Derribemos un mito: el yoga en silla no es sólo para las personas mayores. Es para cualquiera que busque ganar confianza, mejorar su bienestar físico y emocional y probar algo nuevo. Además, con accesorios como sillas en la mezcla, las posibilidades de movimiento consciente son infinitas. A lo largo de este libro, ha explorado una variedad de posturas y técnicas diseñadas específicamente para las personas mayores, abordando preocupaciones comunes como la movilidad, el dolor de espalda, la postura y el equilibrio. Pero más allá de los beneficios físicos, el yoga en silla ofrece algo más profundo: una sensación de paz, relajación y conexión con su cuerpo.

Al incorporar sencillos ejercicios de respiración y movimientos conscientes a su rutina diaria, empezará a notar un cambio: la tensión se desvanece, los músculos se relajan y aparece una nueva sensación de tranquilidad en su cuerpo y su mente. Ya no tendrá que sentirse limitado por la edad o la condición física. Con el yoga en silla, las posibilidades son infinitas, y el viaje es suyo para explorarlo. Y, para todos los principiantes que hay por ahí, presten atención: las posturas de yoga en silla son el punto de partida perfecto para su práctica. Mejorará su coordinación, equilibrio y amplitud de movimiento, todo ello manteniendo una postura y alineación adecuadas.

Así que, si está buscando un pasatiempo que marque todas las casillas - físicas, emocionales y todo lo demás - no busque más allá del yoga. Y recuerde, el viaje comienza aquí y ahora, en su propia silla. Así que, despliegue esa esterilla de yoga (o coja su silla favorita), respire hondo y continúe en este hermoso viaje.

Vea más libros escritos por Scott Hamrick

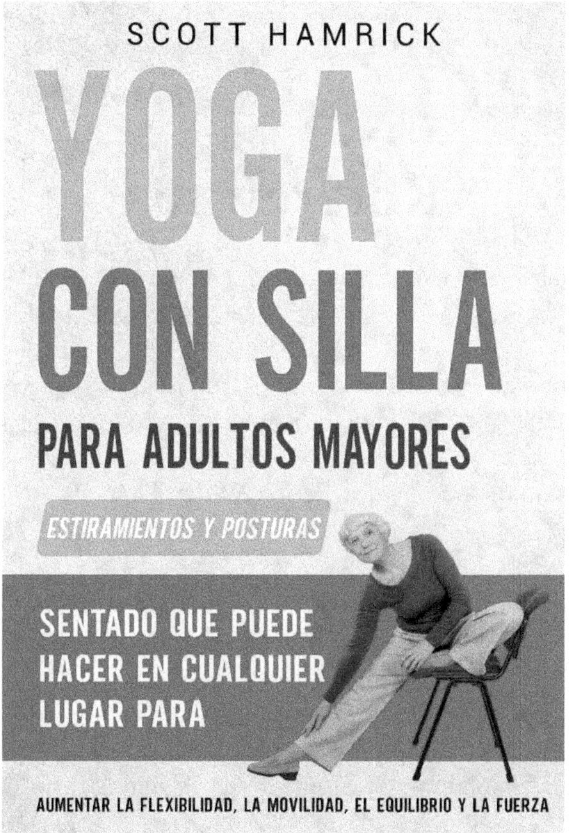

Referencias

6 reasons why chair-based exercise is good for you. (n.d.). LiveWell Dorset. https://www.livewelldorset.co.uk/faq/get-active/6-reasons-why-chair-based-exercise-is-good-for-you/

7 Benefits of Improved Posture at Work + Exercises to Help. (2020, August 24). University of St. Augustine for Health Sciences. https://www.usa.edu/blog/how-to-improve-posture/

13 Benefits of Strength Training for People Older Than 50. (n.d.). Human Kinetics Canada. https://canada.humankinetics.com/blogs/articles/13-benefits-of-strength-training-for-people-older-than-50

Asher, A. (n.d.). How to Relieve Back Pain With Achieving Good Spinal Alignment. Verywell Health. https://www.verywellhealth.com/posture-and-alignment-296665

Benefits of Chair Exercises for Seniors. (2021, September 21). CareLink. https://www.carelink.org/benefits-of-chair-exercises-for-seniors/

Bowen, V. (2023). Maintaining Flexibility With Aging. Arthritis and Rheumatism Associates, P.C. https://arapc.com/maintaining-flexibility-with-aging/

British Heart Foundation. (2019). 5 more easy chair exercises. Bhf.org.uk. https://www.bhf.org.uk/informationsupport/heart-matters-magazine/activity/chair-based-exercises/5-more-chair-based-exercises

CDC. (2021, February 17). How much physical activity do older adults need? | Physical Activity | CDC. Www.cdc.gov. https://www.cdc.gov/physicalactivity/basics/older_adults/index.htm

Chair Based Exercise. (n.d.). Faversham & Sittingbourne. https://www.ageuk.org.uk/favershamandsittingbourne/our-services/centre-based-activities/chair-based-exercise/

Chair exercises are beneficial for older adults - Oklahoma State University. (2021, December 22). Extension.okstate.edu. https://extension.okstate.edu/articles/2021/chair-exercises.html

Cleveland Clinic. (2019, November 19). Skeletal System. Cleveland Clinic. https://my.clevelandclinic.org/health/body/21048-skeletal-system

Cleveland Clinic. (2022, June 3). Sarcopenia (Muscle Loss): Symptoms & Causes. Cleveland Clinic. https://my.clevelandclinic.org/health/diseases/23167-sarcopenia

Cristol, H. (2021, March 26). How Posture Changes as You Get Older. WebMD. https://www.webmd.com/healthy-aging/features/posture-changes-older-adults

Davda, R. (n.d.). 15 In-Chair Exercises to Keep You Moving | Garage Gym Reviews. In-Chair Exercises for Seniors: Get Stronger with These 15 Movements. https://www.garagegymreviews.com/in-chair-exercises

Davenport, S. (2022, November 15). How and why to try chair exercises. Www.medicalnewstoday.com. https://www.medicalnewstoday.com/articles/how-and-why-to-try-chair-exercises#tips-for-beginners

Deguara, C. (2023, December 28). How And Why To Try Chair Exercises! Brio Leisure. https://www.brioleisure.org/blog/how-and-why-to-try-chair-exercises

E. Budson, A. (2021, December 2). How to stay strong and coordinated as you age. Harvard Health. https://www.health.harvard.edu/blog/how-to-stay-strong-and-coordinated-as-you-age-202112022651

Eicher, A. (2017, October 11). Exercise: The Value of Slow and Controlled Movements. Www.linkedin.com. https://www.linkedin.com/pulse/exercise-value-slow-controlled-movements-aubrey-eicher/

Fitness - A Guide to Chair Exercises. (2022, March 22). 5 Bridges Health & Fitness. https://5bridgeshealthandfitness.com/blog/a-guide-to-chair-exercises/

Furtado, G. E., Carvalho, H. M., Loureiro, M., Patrício, M., Uba-Chupel, M., Colado, J. C., Hogervorst, E., Ferreira, J. P., & Teixeira, A. M. (2020). Chair-based exercise programs in institutionalized older women: Salivary steroid hormones, disabilities, and frailty changes. Experimental Gerontology, 130, 110790. https://doi.org/10.1016/j.exger.2019.110790

Harvard Health. (2021, July 20). Endorphins: The brain's natural pain reliever. Harvard Health. https://www.health.harvard.edu/mind-and-mood/endorphins-the-brains-natural-pain-reliever

How To Improve Balance For Seniors by Doing Simple Moves. (n.d.). Https://Restorativestrength.com/. https://restorativestrength.com/how-to-improve-your-balance-exercises/

Importance of Good Posture for Seniors. (2021, September 15). Franciscan Ministries.

https://franciscanministries.org/blog/importance-of-posture-for-seniors-2/

Mary Anne Dunkin. (2022, November 20). Sarcopenia With Aging. WebMD. https://www.webmd.com/healthy-aging/sarcopenia-with-aging

McCoy, J. (n.d.). What Trainers Really Mean When They Tell You to "Engage Your Core." Health. https://www.health.com/fitness/how-to-engage-your-core

Mill, M. (2020, January 28). 18 Chair Exercises for Seniors & How to Get Started. Vive Health. https://www.vivehealth.com/blogs/resources/chair-exercises-for-seniors

NHS. (2018, April 30). Sitting exercises. Nhs.uk. https://www.nhs.uk/live-well/exercise/sitting-exercises/

Older Adults and Balance Problems. (n.d.). National Institute on Aging. https://www.nia.nih.gov/health/falls-and-falls-prevention/older-adults-and-balance-problems#symptoms

Proper Body Alignment. (n.d.). Bone Health & Osteoporosis Foundation. https://www.bonehealthandosteoporosis.org/patients/treatment/exercisesafe-movement/proper-body-alignment/

Purvi Kalra. (2023, August 14). Strength training for seniors: Here's why this exercise is important for older adults. Healthshots. https://www.healthshots.com/fitness/muscle-gain/strength-training-for-seniors/

Robinson, K. R., Masud, T., & Hawley-Hague, H. (2016). Instructors' Perceptions of Mostly Seated Exercise Classes: Exploring the Concept of Chair Based Exercise. BioMed Research International, 2016, 1–8. https://doi.org/10.1155/2016/3241873

Services, D. of H. & H. (n.d.). Physical activity for seniors. www.betterhealth.vic.gov.au. https://www.betterhealth.vic.gov.au/health/healthyliving/physical-activity-for-seniors#physical-decline-of-older-age

Smiley, K. (2023, July 28). Improve Balance and Stability with Chair Exercises for Chronic Conditions. Smileys Points. https://smileyspoints.com/improve-balance-and-stability-with-chair-exercises-for-chronic-conditions/#improve-stability

Trudi's TEN for Fitness Professionals: 10 Reasons Why Chair-Based Exercise is Great. (n.d.). Www.thirdagefitness.com.au. https://www.thirdagefitness.com.au/pages/trudis-ten-for-professionals-10-reasons-why-we-love-chair-based-exercise

Why Proper Posture Is Imperative For Seniors - Senior Living & Nursing Homes In Indiana | ASC. (2016, January 7). Www.asccare.com. https://www.asccare.com/why-proper-posture-is-imperative-for-seniors/

Yoshimura, Y., Wakabayashi, H., Nagano, F., Bise, T., Shimazu, S., & Shiraishi, A. (2020). Chair-stand exercise improves post-stroke dysphagia. Geriatrics & Gerontology International, 20(10), 885–891. https://doi.org/10.1111/ggi.13998

Your questions about chair workouts answered – Age Bold. (n.d.). Agebold.com. https://agebold.com/blog/5-top-seated-workout-questions-and-3-simple-at-home-seated-exercises/

zpthemetest. (2020, May 1). 5 Reasons to Lift with Slow and Controlled Movements. Cannon Fitness and Performance. https://cannonfitnessandperformance.com/lift-slow-controlled-movements/

Laura Williams. (2020). 11 Accessible Chair Exercises for Older Adults. Verywell Fit. https://www.verywellfit.com/chair-exercises-for-seniors-4161267

14 Seated & Chair Exercises For Seniors. (n.d.). Lifeline. https://www.lifeline.ca/en/resources/chair-exercises-for-seniors/

Biswas, C. (2021, October 11). 15 Easy And Effective Chair Exercises For Seniors. STYLECRAZE. https://www.stylecraze.com/articles/chair-exercises-for-seniors/

Confidence and positive attitude help older adults stick with exercise. (n.d.). Human Kinetics. https://us.humankinetics.com/blogs/excerpt/confidence-and-positive-attitude-help-older-adults-stick-with-exercise

Cronkleton, E. (2019, April 9). 10 Breathing Exercises to Try: For Stress, Training, and Lung Capacity. Healthline. https://www.healthline.com/health/breathing-exercise#resonant-

Davda, R. (n.d.). 15 In-Chair Exercises to Keep You Moving | Garage Gym Reviews. In-Chair Exercises for Seniors: Get Stronger with These 15 Movements. https://garagegymreviews.com/in-chair-exercises

HIA Guest. (2020, June 9). Keep Moving to Prevent Major Mobility Disability > Health in Aging Blog > Health in Aging. Keep Moving to Prevent Major Mobility Disability. https://www.healthinaging.org/blog/keep-moving-to-prevent-major-mobility-disability/

Improving your mobility. (2022, December 7). Harvard Health. https://www.health.harvard.edu/exercise-and-fitness/improving-your-mobility

ISSA. (2022, July 13). 5 Ways Exercise Builds Self-Confidence—Plus Real Inspiration | ISSA. Www.issaonline.com. https://www.issaonline.com/blog/post/jessenia-gallegos-breaking-free-and-finding-sanctuary-in-fitness

Jennifer Boidy. (2018, October 29). What Happens to Your Body When You Stop Working Out? - InBody USA. InBody USA. https://inbodyusa.com/blogs/inbodyblog/what-happens-when-you-stop-working-out/

Kirkova, D. (2015, October 23). Here's what happens to your body when you stop exercising. Metro. https://metro.co.uk/2015/10/23/what-happens-to-your-body-when-you-stop-exercising-5456530/

Leonard, J. (n.d.). Building muscle with exercise: How muscle builds, routines, and diet. Www.medicalnewstoday.com. https://www.medicalnewstoday.com/articles/319151#rest-and-muscle-growth

Leyva, J. (2013, September 17). How Do Muscles Grow? The Science of Muscle Growth. BuiltLean. https://www.builtlean.com/muscles-grow/

Lindberg, S. (2022, January 10). 9 Total-Body Exercises You Can Do With Just a Chair. SELF. https://www.self.com/gallery/chair-exercises

Living, A. S. S. (n.d.). 9 Activities for Seniors That Can Improve Self-Confidence | All Seasons Senior Living. 9 Activities for Seniors That Can Improve Self-Confidence. https://allseasonsseniorliving.com/9-activities-for-seniors-that-can-improve-self-confidence/

Mayo Clinic. (2021, October 8). 7 great reasons why exercise matters. Mayo Clinic; Mayo Foundation for Medical Education and Research. https://www.mayoclinic.org/healthy-lifestyle/fitness/in-depth/exercise/art-20048389

Semeco, A. (2017, February 10). Exercise: The Top 10 Benefits of Regular Physical Activity. Healthline. https://www.healthline.com/nutrition/10-benefits-of-exercise#chronic-disease

seo_team. (2022, December 14). Senior Chair Exercises | Seasons Retirements. Seasons Retirement Communities. https://seasonsretirement.com/10-senior-chair-exercises/

Sherrell, Z. (2023, May 26). Chair Exercises: 13 Best Workouts for Whole Body. Greatist. https://greatist.com/fitness/chair-exercises#chair-squats

Physical activity - how to get active when you are busy - Better Health Channel. (n.d.). Www.betterhealth.vic.gov.au. https://www.betterhealth.vic.gov.au/health/healthyliving/Physical-activity-how-to-get-active-when-you-are-busy#how-to-fit-activity-into-your-life

Iliades, Chris. "The Benefits of Strength and Weight Training | Everyday Health." EverydayHealth.com, 30 Jan. 2018, www.everydayhealth.com/fitness/add-strength-training-to-your-workout.aspx.

Integrated Rehabilitation Services. "Benefits of Increasing Upper Body Strength | Integrated Rehab." Integrated Rehabilitation Services, 15 Apr. 2021, integrehab.com/blog/strength-and-conditioning/upper-body-strength/.

Waehner, Paige. "Total Body Strength Workout for Seniors Builds Stability." Verywell Fit, 5 June 2023, www.verywellfit.com/total-body-strength-workout-for-seniors-1230958.

Wenndt, Lindsay. "The 9 Chair Exercises Seniors Can Do for Better Health and Mobility." GoodRx, GoodRx, 5 Oct. 2022, www.goodrx.com/well-being/movement-exercise/20-chair-exercises-for-seniors.

Zorzan, Nadia. "Best Chair Exercises for Seniors: Safe and Easy Workouts." Www.medicalnewstoday.com, 31 Oct. 2022, www.medicalnewstoday.com/articles/chair-exercises-for-seniors.

California Mobility. "21 Chair Exercises for Seniors: Complete Visual Guide - California Mobility." California Mobility, 14 Dec. 2018, californiamobility.com/21-chair-exercises-for-seniors-visual-guide/.

Davenport, Suzy. "How and Why to Try Chair Exercises." Www.medicalnewstoday.com, 15 Nov. 2022, www.medicalnewstoday.com/articles/how-and-why-to-try-chair-exercises.

https://www.facebook.com/verywell. "11 Accessible Chair Exercises for Older Adults." Verywell Fit, 2020, www.verywellfit.com/chair-exercises-for-seniors-4161267.

Lindberg, Sara. "Seated and Standing Chair Exercises for Seniors." Healthline, 10 Mar. 2020, www.healthline.com/health/chair-exercises-for-seniors.

8 core exercises for seniors (pictures included). (2022, February 28). Lifeline. https://www.lifeline.ca/en/resources/core-exercises-for-seniors/

Chris Freytag, C. P. T. (2024, February 9). 8 best core exercises for seniors to build strength. Get Healthy U | Chris Freytag; Get Healthy U. https://gethealthyu.com/best-core-exercises-for-seniors/

Christian. (2023, December 12). 5 easy seated abdominal exercises to strengthen your core. Kustom Kit Gym Equipment; Christian. https://kustomkitgymequipment.com/blogs/news/seated-abdominal-exercises/

5 Easy Breathing Exercises for Seniors Who Dislike Meditation. (n.d.). Www.seniorhelpers.com. https://www.seniorhelpers.com/mi/grosse-pointe/resources/blogs/2023-05-11/

Antoine, C. (2023, April 6). The Role of Mindfulness in Achieving Fitness Goals. Lakeshore Sport & Fitness. https://lakeshoresf.com/the-role-of-mindfulness-in-achieving-fitness-goals/

Garone, S. (2023, December 18). How to Use Mindfulness to Achieve Your Nutrition and Fitness Goals. Verywell Fit. https://www.verywellfit.com/how-mindfulness-can-help-you-achieve-nutrition-and-fitness-goals-6825952

Juliano-Villani, G. (2023, January 9). Mindful Breathing: Definition, Techniques, & Benefits. Choosing Therapy. https://www.choosingtherapy.com/mindful-breathing/

McLeod, J. (2024, February 23). Stress Relief: Mindfulness Techniques for Seniors and Caregivers – All Seniors Care. All Seniors Care.

https://www.allseniorscare.com/stress-relief-mindfulness-techniques-for-seniors-and-caregivers/

Meyer, C. (2022, September 21). 10 Mindfulness Exercises & Activities for Older Adults. SWM. https://secondwindmovement.com/mindfulness-activities/

Rusinko, C. (2023, June 9). Mindful Drawing: Activities that Embrace Experimentation. Www.nga.gov. https://www.nga.gov/stories/mindful-drawing.html

spinutech. (2023a, September 20). 4 Simple Mindfulness Exercises for Seniors. Harbour's Edge. https://www.harboursedge.com/blog/health-wellness/4-simple-mindfulness-exercises-for-seniors/

spinutech. (2023b, September 20). 5 Mindfulness Exercises for Seniors. The Stayton. https://www.thestayton.com/blog/health-wellness/5-mindfulness-exercises-for-seniors/

12 gentle seated stretching exercises for seniors in 4 minutes. (2022, July 28). DailyCaring. https://dailycaring.com/12-easy-and-gentle-seated-stretching-exercises-for-seniors-in-4-minutes-video/

Chair yoga for seniors. (n.d.). Performancehealth.com. https://www.performancehealth.com/articles/chair-yoga-for-seniors-6-exercises-to-maintain-strength-and-flexibility

Lifestyle, S. (2020, February 12). Top 10 chair yoga positions for seniors [infographic]. Senior Lifestyle. https://www.seniorlifestyle.com/resources/blog/infographic-top-10-chair-yoga-positions-for-seniors/

Munuhe, N. (2022, August 16). Chair yoga for seniors: 10 poses to improve strength, flexibility, and balance. BetterMe Blog; BetterMe. https://betterme.world/articles/chair-yoga-for-seniors/

Alexander, B. (2015, November 16). 10 Relaxing Chair Yoga Exercises. Conscious Living TV. https://consciouslivingtv.com/bianca-alexander/blog/yoga/10-relaxing-chair-yoga-exercises.html

British Heart Foundation. (2019). 5 more easy chair exercises. Bhf.org.uk. https://www.bhf.org.uk/informationsupport/heart-matters-magazine/activity/chair-based-exercises/5-more-chair-based-exercises

Health, V. (2020, January 28). 18 Chair Exercises for Seniors & How to Get Started. Vive Health. https://www.vivehealth.com/blogs/resources/chair-exercises-for-seniors

Top 10 chair yoga positions for seniors [Infographic]. (2020, February 12). Senior Lifestyle. https://www.seniorlifestyle.com/resources/blog/infographic-top-10-chair-yoga-positions-for-seniors/

USA, H. (2018, March 1). 8 Effective Seated Exercises for Seniors in Wheelchairs. HUR USA - for LIFELONG STRENGTH.

https://hurusa.com/8-effective-seated-exercises-for-wheelchair-bound-seniors/

Yoga exercises you can try at home. (n.d.). Www.bhf.org.uk. https://www.bhf.org.uk/informationsupport/heart-matters-magazine/activity/yoga/yoga-poses

Better Health Channel. (2012). Exercise - the low-down on hydration. Vic.gov.au. https://www.betterhealth.vic.gov.au/health/healthyliving/Exercise-the-low-down-on-water-and-drinks

CDC. (2021, January 25). Why It Matters. CDC. https://www.cdc.gov/nutrition/about-nutrition/why-it-matters.html

Ferreira, M. (2018). 6 Essential Nutrients: What They Are and Why You Need Them. Healthline. https://www.healthline.com/health/food-nutrition/six-essential-nutrients

Fletcher, J. (2019a, January 4). How to Eat a Balanced Diet: A Guide. Www.medicalnewstoday.com. https://www.medicalnewstoday.com/articles/324093

Fletcher, J. (2019b, August 22). 6 essential nutrients: Sources and why you need them. Www.medicalnewstoday.com. https://www.medicalnewstoday.com/articles/326132

Food, Drink, and Exercise – Top Tips for Nutrition and Hydration. (n.d.). Www.sunshinegym.co.uk. https://www.sunshinegym.co.uk/blog/articles/food-drink-exercise-nutrition-hydration.html

Green, S., & Shallal, K. (2020, August 23). Essential Nutrients. Open.maricopa.edu; Maricopa Community Colleges. https://open.maricopa.edu/nutritionessentials/chapter/essential-nutrients/

Harvard Health Publishing. (2019). Nutrition - Harvard Health. Harvard Health; Harvard Health. https://www.health.harvard.edu/topics/nutrition

Harvard T.H. Chan. (2017, September 28). The importance of hydration. News. https://www.hsph.harvard.edu/news/hsph-in-the-news/the-importance-of-hydration/

Krans, B. (2020, June 29). Balanced Diet: What Is It and How to Achieve It. Healthline. https://www.healthline.com/health/balanced-diet

Kyle Bradford Jones. (2017, March 27). Hydration: Why It's So Important - familydoctor.org. Familydoctor.org. https://familydoctor.org/hydration-why-its-so-important/

Lifestyle Desk. (2022, October 17). Optimise your post-workout nutrition for better recovery with these expert-approved tips. The Indian Express. https://indianexpress.com/article/lifestyle/health/post-workout-nutrition-tips-optimum-recovery-nutrients-hydration-timing-8208390/

Samaddar, R. (2022, January 24). Balanced Diet - Definition, Importance, Benefits & Diet Chart.

Www.maxhealthcare.in. https://www.maxhealthcare.in/blogs/what-is-a-balanced-diet

Samuels, C. (2020, August 14). 20 Easy Recipes for Senior Nutrition. A Place for Mom. https://www.aplaceformom.com/caregiver-resources/articles/easy-recipes-for-senior-nutrition

The Cleaner Admin. (2021, June 2). The importance of good nutrition. Jamaica-Gleaner.com. https://jamaica-gleaner.com/article/health/20210602/importance-good-nutrition

Why Is It Important To Drink Water During Exercise | BRITA®. (n.d.). Www.brita.co.uk. https://www.brita.co.uk/news-stories/dispenser/drinking-water-during-exercise

Habit Formation. (2023, June 26). Psychology Today. https://www.psychologytoday.com/us/basics/habit-formation

Healthdirect Australia. (n.d.). How to improve your posture. Posture Exercises for Home and Work | Healthdirect. https://www.healthdirect.gov.au/how-to-improve-your-posture

Home, K. A. (n.d.). Eight (8) Simple Breathing Exercises for Older Adults. https://www.kendalathome.org/blog/breathe-easy-six-breath-exercises-for-older-adults

Precisionbiotics. (2023, October 16). The importance of forming good habits - PrecisionBiotics. Precision Biotics. https://www.precisionbiotics.co.uk/blog/mental-wellbeing/the-importance-of-forming-good-habits/

Solis-Moreira, J. (2024, January 9). Engaging your core is not the same as sucking in your belly. Here's the right way to do it. CNN. https://edition.cnn.com/2024/01/09/health/how-to-engage-your-core-wellness/index.html

Strong, R. (2022, September 19). Habits Matter More Than You Might Think — These Tips Can Help the Good Ones Stick. Healthline. https://www.healthline.com/health/mental-health/why-are-habits-important#professional-support

Wahome, C. (2021, August 20). 4 Benefits of Chair Exercises. WebMD. https://www.webmd.com/fitness-exercise/features/4-benefits-chair-exercises-seniors

Yanek, D. (1970, January 1). How to Engage Your Core During Any Type of Workout. https://www.onepeloton.com/blog/how-to-engage-your-core/

Fuentes de imágenes

[1] *Diseñado por Freepik. https://www.freepik.com/free-vector/rehabilitation-exercises-with-chair_1196186.htm#fromView=search&page=2&position=47&uuid=b4d55a79-25d5-4288-b6ff-677b48403137*

[2] *BruceBlaus, CC BY-SA 4.0 <https://creativecommons.org/licenses/by-sa/4.0>, vía Wikimedia Commons. https://commons.wikimedia.org/wiki/File:Exercise_Ankle_Rotation.png*

[3] *Bao Bao Leung 0218, CC BY-SA 4.0 <https://creativecommons.org/licenses/by-sa/4.0>, vía Wikimedia Commons. https://commons.wikimedia.org/wiki/File:Seated_pedalling.jpg*

[4] *Investigación sobre el cáncer en el Reino Unido, CC BY-SA 4.0 <https://creativecommons.org/licenses/by-sa/4.0>, vía Wikimedia Commons. https://commons.wikimedia.org/wiki/File:Diagram_showing_how_to_do_shoulder_rolls_after_breast_reconstruction_surgery_CRUK_151.svg*

[5] *https://www.pexels.com/photo/an-elderly-woman-holding-dumbbells-7927939/*

[6] *Diseñado por Freepik. Fuente: https://www.freepik.com/free-photo/red-haired-girl-performing-fitness-exercises_1205129.htm#fromView=search&page=1&position=21&uuid=8f489c21-918f-42f5-924f-802a0c21353b*

[7] *https://www.pexels.com/photo/photo-of-an-elderly-couple-doing-yoga-together-8939923/*

[8] *https://www.pexels.com/photo/fit-ethnic-woman-practicing-yoga-in-park-5384531/*

[9] *BruceBlaus, CC BY-SA 4.0 <https://creativecommons.org/licenses/by-sa/4.0>, vía Wikimedia Commons. https://commons.wikimedia.org/wiki/File:Exercise_Chair_Squat.png*

[10] *Diseñado por Freepik. https://www.freepik.com/free-photo/girl-doing-yoga-poses-side-view_33809757.htm#fromView=search&page=1&position=3&uuid=6218994e-8626-4a25-a78f-8de7c0811623*

[11] *https://www.pexels.com/photo/man-person-people-relaxation-7529994/*

[12] *Diseñado por Freepik. https://www.freepik.com/free-photo/full-shot-senior-man-training-*

_indoors_13402651.htm#fromView=search&page=2&position=32&uuid=ce13450b-07a5-4e44-a34f-2634a497054a_

[13] _https://www.pexels.com/photo/man-practicing-yoga-6787408/_

[14] _https://www.pexels.com/photo/man-practicing-yoga-6787357/_

[15] _https://www.pexels.com/photo/a-woman-in-beige-tank-top-sitting-near-the-glass-windows-while-meditating-4534856/_

[16] _https://www.pexels.com/photo/a-man-and-a-woman-meditating-practicing-breathing-control-6648542/_

[17] _https://www.pexels.com/photo/person-people-woman-relaxation-7530023/_

[18] _https://www.freepik.com/free-photo/young-female-athlete-doing-arm-stretches-warmup-before-yoga-class-fitness-girl-workout-gym-white-background_24435945.htm#fromView=search&page=1&position=26&uuid=a92ef1c8-eee9-4adc-a8e5-dde8275e02e5_

[19] _https://www.pexels.com/photo/woman-stretching-her-body-forward-6787441/_

[20] _https://www.pexels.com/photo/flat-lay-photo-of-fruits-and-vegetables-1660027/_